[新版]「がまん」するから老化する

和田秀樹

PHP文庫

○本表紙図柄＝ロゼッタ・ストーン（大英博物館蔵）
○本表紙デザイン＋紋章＝上田晃郷

まえがき

長年、私は本業が何かわからないような暮らしをしてきたが、自分としての本業は、老年精神科医なのだと思っている。

医者としては、一九八八年に浴風会という高齢者専門の総合病院に勤めて以来、高齢者の精神医学が本業で、現在、保険診療を行っている川崎の病院においても、高齢者専門を標榜し（原則として、この外来では六五歳未満の人の診察は受け付けていない）、数多くの患者さんに接している。

ほかに競争相手が少ないことと診てきた患者数が多いこともあって、これに関しては、本邦では第一人者の一人であると自負している。

膨大な数の高齢者と接するにあたって、高齢者というのは、非常に個人差が大きいことを痛感する。九〇代なのに、かなりアクティブで見た目も若々しい人もいるし、六〇代なのに、本当におじいさん、おばあさん然としている人もいる。

私自身も現在（令和四年）で六二歳になったこともあって、自分自身も、あまり老け込んだ高齢者になりたくないという気持ちがどんどん強まってきた。

そういうこともあって、自分の臨床経験以外でも、どういう人の老化が激しく、どういう人の老化が目立たないのかという分析を行ったり、さまざまな文献を読むようにしている。インターネットの存在で、さまざまな面白い統計数値も知り得ている。

結論から言うと、いまの多くの医者が推奨している、**予防医学的、節制的健康法は老化を逆に進めてしまう**というのが私の信念になったし、またそれを裏付けるような統計数値も数多く存在することを知った。

なぜこのようなことになったのかは、おそらく日本、あるいは世界の医学の進歩に伴い、専門分化が進みすぎ、人間全体の健康や老化を考えなくなった点もあるだろう。

もはや大学病院に行くと、内科という科はなく、循環器内科、消化器内科、呼吸器内科などと細分化され、たとえば消化器内科の中でも、肝臓外来、上部消化管（食道と胃）外来などと専門化されている。

本書は一〇年以上前に書かれた新書の文庫化として出されるものだが、当時と現状はほとんど変わっていない。

老化予防と健康法として一時期もてはやされたメタボ検診、メタボ撲滅運動にしても、循環器内科と糖尿病内科の医者が進めたものだが、その後に発表された統計で見る限り、太めの人のほうが、やせ型より六〜八年も長生きすることが明らかになっている。これは太めの人のほうが、免疫機能が高かったり、うつ病になりにくかったりするためだと推察されている。

要するに臓器別診療では、人間全体としての老化予防や健康法が何であるかが、よくわからないのだ。

この手の新しい統計調査の結果は、循環器内科や糖尿病内科の医者が唱える理論より、私の三〇年以上にわたる高齢者の臨床経験のほうがはるかに結果と合致している。**キーワードは、がまんやダイエットは老化をかえって進めてし**

まうということだ。

さらに、二〇年近く前からフランスのアンチエイジングの権威であるクロード・ショーシャ博士と知り合いになったのも、私のアンチエイジングに関する知見をはるかに深めることになった。

ショーシャ博士は、世界抗加齢医学会の副会長を歴任する学者であると同時に、四〇年以上にわたってフランス、そして分院のある香港のセレブリティを対象にアンチエイジングのクリニックを主宰され、後藤久美子、ジャン・アレジ夫妻やコン・リー、アンディ・ラウなどのアンチエイジングに従事してこられた実践家でもある。

その理論とは、必要な栄養を摂らないことでかえって老化は進むというものだ。また体を酸化させない食生活と、栄養学や分子生物学に基づく理論でもあり、**食べても太らないころに体を若返らせるほうが、はるかに老化予防に役立つし健康にもいい**とされる。

まさに私の求めていたものとピッタリであったので、私は一二年前（平成二二年）の四月から、彼のやり方に準拠したアンチエイジングのクリニックを開業したくらいだ。それ以来、やせることより肌や体の若返りを実感するという声を聞くと、わが意を得たりという感覚になる。

そういうさまざまな事情から、現時点での老化予防、アンチエイジングにまつわる私の考えや具体策を提示したいと思って書いたのが本書である。

これらの仮説や考え方が全部正しいかどうかは、将来にならないとわからないことも多いだろう。これらの理論だって日進月歩である。

しかし、先になると変わるかもしれないといって、せっかくある程度わかっていることを知らないのも、実践しないのも、おそらくは損な話である。とくに私のような六〇を過ぎた人間にとっては、正解を待っていたら手遅れになりかねない。

これらが正しいかどうかはともかくとして、私自身は信じているし、実践もしている。そして、多くの人に私の実年齢を話すと驚かれるのも事実である。

アンチエイジングは早く始めるほど、その若さは保たれる。後藤久美子さんが二〇代からショーシャ博士のクリニックに通っているように、フランスやアメリカのセレブリティは二〇代から気を使う人も珍しくない。

どんな年齢の人にも役立つ老化予防の書として本書が一〇年以上たって文庫化されたり、本書をもとにして書いた私の老化予防書が次々とベストセラーになっていることから、自惚れであるかもしれないが、多くの人が実感していることと合致していると私自身は強く信じている。

少なくとも知らないよりはいい話をちりばめたつもりなので、ぜひご一読願いたい。

和田秀樹

【和田秀樹メールマガジン「和田秀樹の『テレビでもラジオでも言えないわたしの本音』」】
https://www.mag2.com/m/0001686028
【ルネクリニックＨＰ】 https://renee-clinic.jp/

〔新版〕「がまん」するから老化する　目次

まえがき　3

第1章 老化とは何か

若返る日本人　18
さまざまな老化学説　22
歳を取るほど、使わないことによる衰えがひどくなる　32
体の機能は、使い続けることで高いレベルを維持できる　35
年齢とともにアルツハイマー型認知症は急増する　38
動脈硬化もガンも老化病である　41
怖いのは心の老化、感情の老化　44
ホルモンバランスの老化と男らしさ、女らしさ　47
何歳からアンチエイジングが必要か　50
スポーツが健康的とは限らない　53
外見と老化の意味　56

第2章 メタボのウソ

やせると長生きできるのか 62
現代の日本人には当てはまらない？ 65
日本人はもっと肉を食べたほうがいい 68
コレステロールは本当に悪いのか 72
完全な善玉もなければ、まったくの悪玉もない 75
よい脂肪と悪い脂肪 78
飢餓への備え以外にも脂肪には役割がある 82
「よい脂肪」も摂取の比率が重要 84
油の理論には流行り廃りがある 87
ガンで死ぬ国と心疾患で死ぬ国 89
本当に正しい糖尿病の治療とは 92
高い血糖値を無理に下げるべきではない 96
メタボとうつ病 102

メタボと脳の老化 105
食事をおろそかにするのは節制とは違う 108

第3章 クロード・ショーシャ博士のアンチエイジングメソッド

中高年以降のやせ願望の悪循環 112
体を若返らせることでスリムな体に 115
体の酸化をどう防ぐ 118
「見えないアレルギー」が酸化を促進する 121
五年後、一〇年後にわかること 124
毎日の生活で避けたい食品、摂りたい食品を知る 127
タイムリー・ニュートリションの原理 130
日本食がなぜ老化にいいのか 137

更年期が怖いのは男女とも 140
ホルモン・リプレイスメント・セラピーの意味 144
栄養学を知らない日本の医師 148
何のためにサプリを飲むのか 151
みんなに当てはまる老化予防と、個別的な老化予防 154

第4章 心の若返りの意味

人は感情から老化する 160
前頭葉の老化予防 163
どうやって感情を沸き立たせるか 166
感情の老化予防のための三大要因 169
中高年以降、もっとも怖いうつ病にどう対応するか 173
こんな症状が出たら要注意 178
心の若返りと免疫機能 182

外見の若返りと、心の若返り 184
人づきあいと心の若返り 188
老化予防によいメディア、悪いメディア 191
生涯現役の意味 195
お金を使うことと遊ぶことの意味 198
お金を使うから大切にされる 200
金融資産税の検討も 203

第5章 がまんは老化の元

ヘタな節制がかえって老化を進める 208
ダイエットすると飢餓レベルに近づく 212
本当は恐ろしい栄養障害 214
美味しいもののほうが、体も心も老化させない 217
快体験は免疫力を上げる 220

ダイエットの何が怖いか？　225
血圧も血糖値も下げすぎのほうが怖い　228
酒とタバコの高齢者における意味とは　231
六〇代以下ならタバコはやめる　234
性欲は若さの元　238
バイアグラは血管を若返らせる　242

第6章 日本人はなぜ若返ったのか？

島耕作と磯野波平　248
骨だけは老け込んでいる日本人　250
食生活の欧米化は本当にいけないのか　254
理想的な日本の食生活　257
「平均年齢」の意味　259
年齢差別禁止法　264

人の安心を買う福祉は安上がり　266
消費者としての生涯現役　270
高度成長期とバブルの意義　273
バブル期以降、中高年にも若者と恋愛の可能性が生まれた　275
老化予防の手本は医者より、若々しい人　278

あとがき　～文庫版に寄せて～　283

本書は、二〇一一年一月にＰＨＰ研究所より刊行された『「がまん」するから老化する』を改題し、加筆・修正したものです。

編集協力＝(有)五反田制作所

第1章

老化とは何か

若返る日本人

人間は歳を取ると足元がおぼつかなくなる。脚が弱ったり、骨折や脳梗塞の後遺症など原因はさまざまだが、若いころのようには歩けなくなる。歩けなくなると体力も落ちて、急速に老け込んでしまうことはよく知られている。活動量が下がってますます体も頭も使わなくなることが原因だ。

次ページの図表は、若い人と同じように歩ける高齢者がどのくらいいるかという割合を示している。いまでは六五～六九歳の人の九五％以上が、普通にスタスタと歩いているのだが、一九八〇年当時、一割以上の人が若い人のようには歩けなかったことがわかる。

いま、六五～六九歳といえば現役世代のほんの少し上に当たり、杖などがないと歩けないという人はほとんどいない。七五～七九歳でも、いまは九割近い人が普通に歩けているのだ。この数字は二〇〇〇年当時のものだが、その二〇

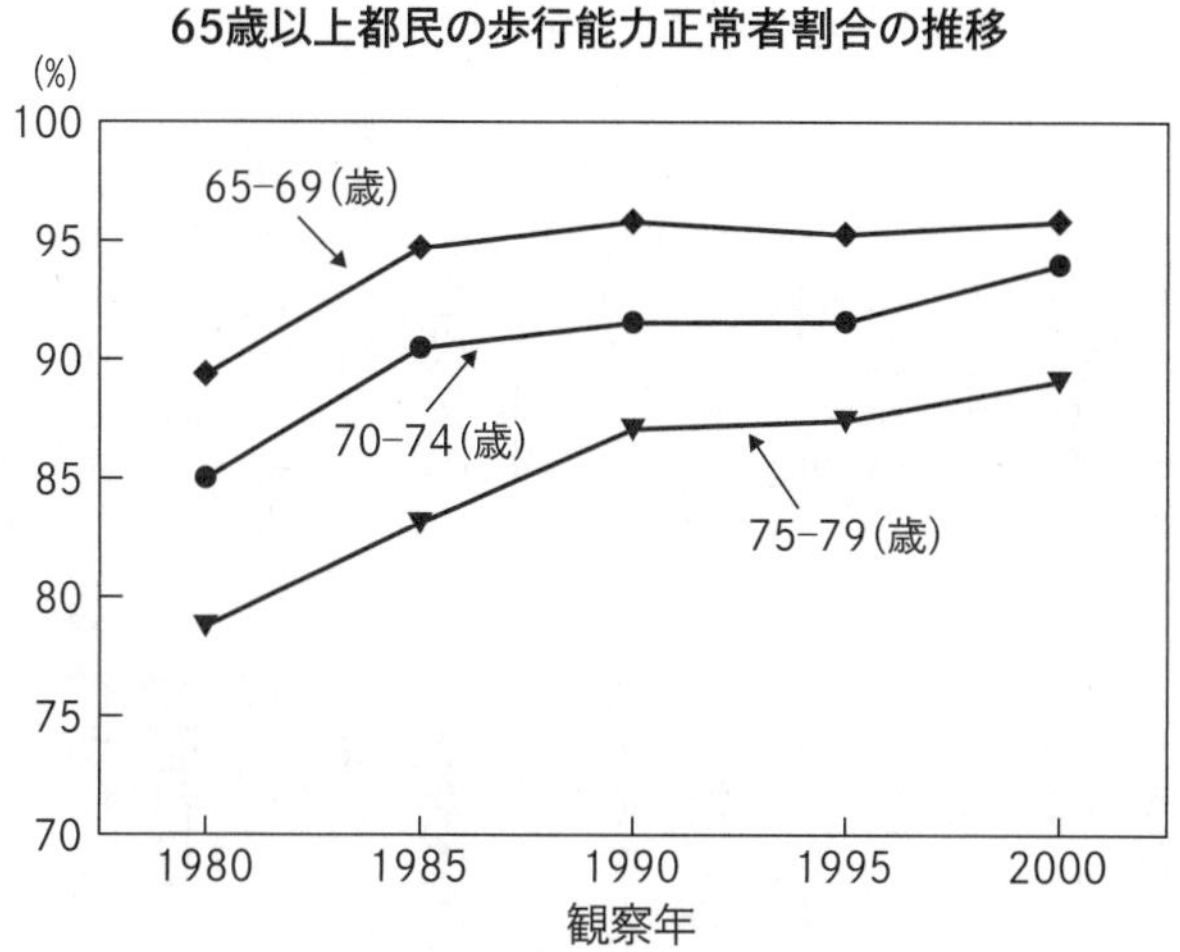

東京都「老人の生活実態」1980、1985、1990、1995、2000より作成

年前の六五～六九歳とほぼ同じだから、この点で見ても、この二〇年間で一〇歳ぐらい若返っていると言える。

これは一例だが、昔と比較して日本人の老化が遅くなっていることは、まず間違いない。昭和の時代なら四〇代、五〇代はどこからどう見ても「中年」「初老」という言葉がぴったりきた。だがいまは違う。

たとえば、漫画『サザエさん』の父親・磯野波平は、原作では五四歳という設定だ。そう聞くと驚く読者は多いはずである。さらに言えば、波平の妻でサザエさんの母にあたる磯野フネは四八歳だという。『朝日新聞』朝刊で『サザエさん』の連載が始まったのは昭和二六年だそうだが、昭和の時代を通して、それほど大きな違和感はなかったように思う。ルックスやファッションが現代的ではないにしても、いまなら多くの人が磯野夫妻に六〇代以上のイメージを持っているのではないだろうか。

今もっとも人気のある五〇代女優の石田ゆり子さんは、昭和四四年生まれだから、今年（令和四年）五三歳。フネさんより五つも年上なのだ。石田さんはたしかに若いけれども、現代の私たちは、石田さんが五三歳であることよりもフネさんが四八歳であることに驚くのである。

さらに日本人は海外に行くと、概して非常に若く見られる。女性には喜ばしいことかもしれないが、「お酒を買おうとして年齢の証明を求められた」などという話もよく聞く。

私も昔は若く見られることが癪《しゃく》だったのだが、いまとなってみると若く見られるのがうれしい年代になってきた。

日本人が童顔であるというだけでなく、肌のきれいさや精神活動の表れである表情まで含めて、「若い」と思われているのである。

ともあれ、日本人は老化が遅そうだ。しかし昔の写真で高齢者を見ると、遺伝子的に日本人が特別に優れているとは思えない。お年寄りは、シワが刻まれて腰が曲がったものだったのだから。こうしたことを考えると、現在の日本人の生活様式や日常の環境などが若返るために、かなりいい要素を持っている可能性が高い。

最近「アンチエイジング（抗加齢）」が、美容だけでなく医学や社会政策の面からも注目を集めている。超高齢社会において生活の質を高めるための、社会的な要請にもなっているのだ。現実に日本人が若返っている以上、アンチエイジングは夢物語でもない。不老不死とは非現実的だが、老化の克服にも可能性があると考えられる。

さまざまな老化学説

老化とは、加齢によって細胞の分裂のスピードが衰えたり、ミスコピーが増えたりすることとされている。加齢とともに身体機能は低下し、容姿も相応に変化していく。

だが「なぜ老化するのか」という根源的な問いに関しては、昔からさまざまな学説が提唱されてきたけれども、いまだ解き明かされたとは言えない。決定打は出ていないが、現在において一定の支持を集めているのが以下の五大学説である。

・消耗説

「人体と細胞は酷使と乱用によって損傷する」というもので、ドイツの生物学者、アウグスト・ワイズマンが一八八二年に発表した古典的な学説だ。内臓や肌などさまざまな器官は、砂糖、カフェイン、アルコール、ニコチン、紫外線といった食品や環境に存在する毒素、身体の酷使や精神的なストレスによって消耗するとした。

こうした毒素を避け、自然食品だけ食べるような生活をしていたとしても、身体や細胞は毎日使っているので消耗していく。労働などで酷使すればもっと激しく消耗する。結果、回復力や治癒力は衰えてしまうというのである。

ワイズマンが提唱したとおりではないにしても、タバコや紫外線が身体や細胞に悪影響を与えることなどが、いまは広く知られているし、老化学説の古典とはいえ、ある種の妥当性が残っている。

・内分泌説

内分泌腺から出されるごく微量のホルモンによって、私たちの身体は、特定の器官の働きがコントロールされている。たとえば血糖値を下げたり、血液中のカルシウム濃度を保ったり、細胞の代謝をコントロールしたりと、生きていくために不可欠の調整が体液を流れるきわめて微量の物質によって行われている。その重要なホルモンの分泌が、加齢とともに減ってくる。

よく知られているように、成長期には成長ホルモンがたくさん出るし、成熟期には性ホルモンが活発に働く。さまざまなホルモンは年齢によって正常値が違う。

一方、人間ドックなどで血液の生化学検査をしたときに出てくるGOTやGPTなどの正常値は、年齢に関わらないものとされている。年齢別の正常値という規定はないのである。年齢とともに変化するから見直すべきだという主張もあるけれども、老化によって正常ではなくなっているのだとも考えられる。

だが、ことホルモンに関しては、すべてのホルモンとは言わないまでも、年齢による正常値の変化があるとされている。たとえば、歳を取ると若いころに比べてインスリンが出にくくなるので、年齢とともに糖尿病のような症状が増える。

体の中では数十種類ものホルモンが相互に関連して生産されており、何か一つのホルモンの生産が低下すると、別のホルモンにも影響を与える。しかも一兆分の一gというレベルで効果を及ぼすものもあるほど、微量で作用しているのがホルモンなので、バランスの崩れからもさまざまな不都合が現れる。

結果として、自己治癒力や自己調節機能が年齢とともに衰えてくるというのである。

・遺伝子支配説

ＤＮＡには、すべてのことがプログラミングされているとする説である。身体的な機能から特徴まで、私たちのＤＮＡには書き込まれている。肌の色や血液型と同じように、どのくらい速く走れるか、どのくらい長生きできるかもすでにＤＮＡのプログラムで決まっているというのである。

たとえて言えば、私たちには一定の時間が経つと老化が始まるタイマーがセットされているようなものだ。だがそのタイマーはある程度、遅れさせることもできそうだ。

その具体例としてとりざたされているのが、いわゆる長寿遺伝子の存在である。この遺伝子が働けば、細胞分裂が遅れて老化のスピードが遅くなるという。また逆に、老化を促進する老化遺伝子があるという説もある。だからアンチエイジングのためには、長寿遺伝子のスイッチを入れるか、老化遺伝子を止めるという考えが生まれる。

動物実験によると「ｓｉｒ２」という長寿遺伝子は、カロリーを控えることによってオンになることがわかっている。一般に動物は、飢餓状態において活動性を低下させると寿命が延びる。ミジンコでは一・七倍、ラットでは一・四倍に延びたというデータもある。

しかしこれが人間に当てはまるかというと、仮説の域を出ない。たしかに欧米では摂取カロリーが多い人ほど短命だったから、一時期は信奉者も増えたが、飢餓状態にある国民は決して長生きしていない。アメリカ中央情報局（ＣＩＡ）が二〇二〇年に発表した推定値では、北朝鮮の平均寿命は七一・六歳と、同じ朝鮮半島の韓国よりも約一一歳低い。

二〇世紀の終わりに、人間の遺伝子の塩基配列（遺伝情報を記したもの）こそ読み解かれたが、どの部分がどんな機能を果たしているかなど未解明のところが多く、アンチエイジングなどへの応用はこれからという段階である。

・フリーラジカル説

「フリーラジカル」とは、対であるはずの電子を一つ失って、非常に反応しやすくなっている分子のことだ。電子を対にして安定しようとするために、ほかの分子から電子を奪ってしまう過激派だ。呼吸や紫外線によって生み出される活性酸素は、その代表格である。

ほかの物質にぶつかって電子を奪う過程で、またフリーラジカルが発生して、連鎖的に反応を引き起こす。フリーラジカルは物質を酸化させるので、いわば金属を錆びさせたり腐食させたりするのと同じように、ほかの分子を攻撃したり、有害反応を次々と引き起こすのだ。たとえば脂肪酸は有害物質の「過酸化脂質」に変化する。過酸化脂質は周囲を次々に酸化していって、細胞壁のコレステロールやタンパク質も酸化させてしまう。つまり、細胞を損傷させるのだ。

フリーラジカルは呼吸によっても生じており、健康にいいとされる有酸素運動でも大量に発生する。動物は酸素によってエネルギーを作り出しているので、フリーラジカルは避けられないものだが、過剰に存在していると明らかに細胞の損傷が大きくなる。

激しい運動をするアスリートは、年齢のわりに意外なほど老け込んでいたり、短命だったりすることも事実としてある。

・テロメラーゼ説

遺伝子のＤＮＡの末端に、テロメアという染色体を保護している場所がある。直線の末端部分だから、ほつれたり傷ついたりしないようになっているわけだ。この部分が細胞分裂を繰り返すたびに短くなる。やがてこのテロメア末端が限度を超えて短くなると、細胞は分裂できなくなる。つまりテロメアが、細胞の寿命を規定していると考えられている。

ただ、このテロメアは「寿命のろうそく」のように生まれつき長さが決まっているわけではなく、テロメラーゼという再生酵素によって修復されることがわかってきた。

この酵素は胚細胞とガン細胞にだけ見られるもので、うまくコントロールすることで寿命を延ばしたり、ガン細胞の分裂を食い止めたりできるのではないかと研究が進んでいる。

そのほか、エラー説、免疫異常説、突然変異説、異常タンパク質蓄積説、ミトコンドリア異常説など、多くの学説があるのだが、この五大学説も含めて「絶対にこれが正しい」というのもないし、まったく見当違いというもののもない。

さまざまな要因が、おそらくすべてつながっていると考えられるから、減らすことのできる要因はできるだけ減らしておいたほうがいいということになる。老化の研究はそのまま対処法、とりもなおさずアンチエイジングに結びついている。

たとえば、タバコは細胞にダメージを与えて消耗させるから、タバコを吸わないほうが老化を遅らせることができる。あるいは紫外線を浴びるとフリーラジカルが発生して老化が進むから、紫外線を浴びないほうがいいなど、一つの学説があれば、それに則って老化を防ぐ対処法があると考えられる。

後述するクロード・ショーシャ博士のアンチエイジング理論も、**抗酸化物質をきちんと与え、酸化を促進するようなことをできるだけ避ければ、フリーラジカルが暴れない、害を避けられるというものである。**抗酸化物質とは、フリーラジカルによる酸化の悪影響を阻止する物質である。**ビタミンC、ビタミンE、βカロチンなどは、細胞膜を保護する働きがあって、酸化の連鎖反応を食い止める抗酸化物質なのだ。**

とはいえ、いくら「フリーラジカルが発生するから激しい運動はよくない」といっても、まったく動かないでいると確実に老化が進む。これもまず間違いない。

先述したとおり、動物実験ではカロリー摂取を抑えて活動性を下げると老化が遅くなる。これを人間に当てはめて「冬眠学説」に近いことを唱える学者もいるけれども、われわれ老年医学に携わっている立場で人間を観察すると、活動性の低い人が決して若々しいわけではない。むしろグルメで栄養を十分に摂り活発に動き回るような、活動性の高い人のほうが若々しい。

さらに言えば、「冬眠」するほど禁欲的に生活して寿命を延ばすことに意味があるのかという、人生観に関わってくる問題もある。

五大学説については、多種多様な実験で確認され支持されているので、かなり科学的な妥当性がある。とはいえまだ決定打もないから、経験則に頼る余地も大きいということである。現行で命脈を保っている学説には、それぞれに実効を上げている老化防止法もあるわけだし、本書では経験則と学説とを織り合わせながら、私が考える老化予防について述べていこうと思う。

歳を取るほど、使わないことによる衰えがひどくなる

医師としての私の専門分野は老年精神医学である。かつて老人専門の総合病院に勤め、臨床医としてこれまで約六〇〇〇人の高齢者を見てきた。そんな私でも診察室に訪れた親子を見て、息子だか兄弟だか、一見しただけではわからないことがある。同じ七〇歳でも「この人、年齢よりも老けているな」と思う人もいれば、「若い！」と驚くこともある。

外見的な老化の程度は千差万別なのだが、機能もそれ以上に個人差が大きい。杖をついてやっと歩ける人もいれば、三浦雄一郎さんのようにエベレストに登る人もいる。

本来の正常老化の場合、歳を取ったからといって大きな機能低下はない。次ページの表は、心肺機能などの変化を示したものだ。若い人の心臓は最大で安静時の四・六倍の血液を送り出すことができる。激しい運動をしたとき

健康な成人における加齢に伴う生理学的・解剖学的変化

システム	変化	比較年齢
全身水分量		
男	60％から54％に低下	20歳―80歳
女	54％から46％に低下	20歳―80歳
筋肉量	30％の減少	30歳―70歳
心予備力	安静時の心拍量の4.6倍から3.3倍に低下	25歳―70歳
肺活量	17％の減少	25歳―70歳
腎灌流量	50％の減少	30歳―80歳
脳血流量	20％の減少	25歳―70歳
骨塩量		
男	10―15％の減少	40歳―80歳
女	25―30％の減少	40歳―80歳
脳重量	7％の減少	20歳―80歳

*Adapted from Kenny RA: Physiology of Aging: A synopsis. Chicago, Year Book Medical Publishers, Inc, 1982; and Shock NW, Greulich RC, Andres RA, et al: Normal Human Aging: The Baltimore Study of Aging. NIH Publication No. 84-2450, Washington, DC,US Govt. Printing Office, 1984

Primary Care Geriatrics, Mosby, 1993, p.23 Table 2-3 より抜粋(訳は和田による)

は、平常時の四・六倍の血液を全身に供給できるという意味だ。このポンプ機能が七〇歳の高齢者では三・三倍に低下する。たしかにマキシマムパワーは落ちている。七〇歳のお年寄りにフルマラソンで好成績を求めるのは酷だろう。しかし、三・三倍もあれば日常生活に何の支障もない。仕事を引退しなければならないような衰えではない。

肺活量の最大値は一七％低下しているが、最大値は安静時の換気量の六〜八倍あるのだから、一七

％落ちたところで五〜七倍になるくらいで、激しいスポーツをするのでなければ、普通に生活していて不都合が起きるようなことはまずありえない。**一般的に考えられているほど、歳を取ったらさまざまなことができなくなるわけでもない。**現実に七五〜七九歳でも九割近い人は、若い人と同じように正常歩行ができる能力を保っているわけだし、実用機能では極端な違いは表れないのだ。

しかし、もちろん若い人との違いもある。**歳を取るほど使わなかったときの衰えが大きくなるのだ。**すなわち、若者がスキーで骨折した場合、一カ月間ベッドに横になっていても、骨がつながった時点で歩ける。だが高齢者が、たとえばそれまで元気だった八〇代の人が、風邪をこじらせて肺炎になって一カ月寝ていると、しばらくリハビリをしないと歩けなくなる。リハビリ医学が進歩する以前は、そのまま寝たきりになってしまう高齢者が大勢いたのである。

この「廃用」と呼ばれる現象が、歳を取れば取るほど起きやすくなる。

脳の知的な活動についても同様だ。若者の場合、勉強をさぼっているとテストの成績こそ下がるものの、知能テストの結果がどんどん悪くなるということはありえない。だが高齢者が入院して、ずっと天井を見ているような暮らしをしていると、急速に記憶力や、日時や自分がどこにいるのかという見当識が衰えて、認知症のような症状が現れることは珍しくない。**筋肉も脳も、使わないことによる衰えが激しくなるのだ。**

結果として同じ年齢でも、若い人並みの運動能力を持っている人や知的な仕事で業績を上げている人もいれば、よぼよぼと歩くのがやっとという人や、記憶力や見当識が怪しくなっている人もいるのである。

体の機能は、使い続けることで高いレベルを維持できる

体力の指標として最大酸素摂取量がある。これは「単位時間あたりに組織が酸素を取り込む最大の量」のことで、呼吸によって取り入れた酸素でグリコーゲンやブドウ糖といった炭水化物や脂肪を「燃焼」させて、エネルギーを作り

出す能力を表している。

この最大酸素摂取量は、二〇代から八〇代にかけてなだらかに落ちていく。

しかし仮に三〇代のとき、一念発起して毎日トレーニングを始めたとすると、最大酸素摂取量が上がる。さらに毎日トレーニングをしていると、加齢とともに少しずつ衰えても八〇歳のときの最大酸素摂取量が、一般の人の二〇代ぐらいなのだ。

あるいは五〇代で「このままではまずい」と気がついてトレーニングを始めても、遅くない。八〇代になっても三〇代の体力を保つことも可能である。**人間の体の機能は、使い続けることでかなり高いレベルを維持できるのだ。**

七〇歳からトライアスロンを始め、八〇歳を超えて総距離二二六km（水泳三・八km、自転車一八〇km、マラソン四二・一九五km）という苛酷な「アイアンマンディスタンス」で世界記録を更新、最高齢で完走して世界を驚かせた稲田弘さんのような人もいる。六〇歳で定年退職するまでスポーツとは無縁のNHK職員だったというから驚きだ。「ねんりんピック」のような高齢者スポーツ大会で結果を出す人や、六〇代や七〇代でもボディビルで鍛えている人は少なくない。

ことスポーツに限らない。経営学者のピーター・ドラッカー氏やノーベル経済学賞受賞者のミルトン・フリードマン氏らは九〇代になっても矍鑠《かくしゃく》としていた。**使い続けていると、脳の働きのレベルは相当高く保てそうだ。**

裏を返せば、人間の体も脳も、加齢よりも使わないことによって衰えると言える。二〇代で家に引きこもっている青年よりも、五〇代でフルマラソンを走ろうと練習している主婦のほうが体力があって若々しいことは、容易に想像がつく。

歳を取ったときこそ、使い続けている人とそうでない人の差が大きいことが如実に表れる。廃用の影響も大きいし、その逆に使い続けたときの効果も大きいのである。

そういう意味では、**歳を取っても意欲がある人と、意欲のない人とでは老化度にきわめて大きな差がついてしまう**ことがおわかりいただけるだろう。

年齢とともにアルツハイマー型認知症は急増する

加齢とともに各臓器が老化する。昔は少なかった病気が増えている理由は、とりもなおさずみんなが長生きできるようになったからだ。

たとえば、ものを見るときにピントを合わせる調節機能の衰えから老眼になる。この調節機能の老化は、早い人だと三〇代から起こるので当たり前の現象だと思われている。事実、老眼は病気ではなく、加齢とともに起きる生理現象なのだ。

人間の目の中にある水晶体が白濁《はくだく》する白内障は、八〇代になるとほとんどの人がなんらかの症状を持っている。程度の差はあれ、すりガラスを通して見るような目の曇りがあるわけだ。

以前、私は日本で数少ない老人専門の総合病院の一つ、東京都杉並区の浴風会病院に老人専門の精神科医として勤務していた。毎日多くの老人に接し、C

歳を取るほどアルツハイマーは増える
アルツハイマー型認知症と
脳血管性認知症の年齢階級別有病率

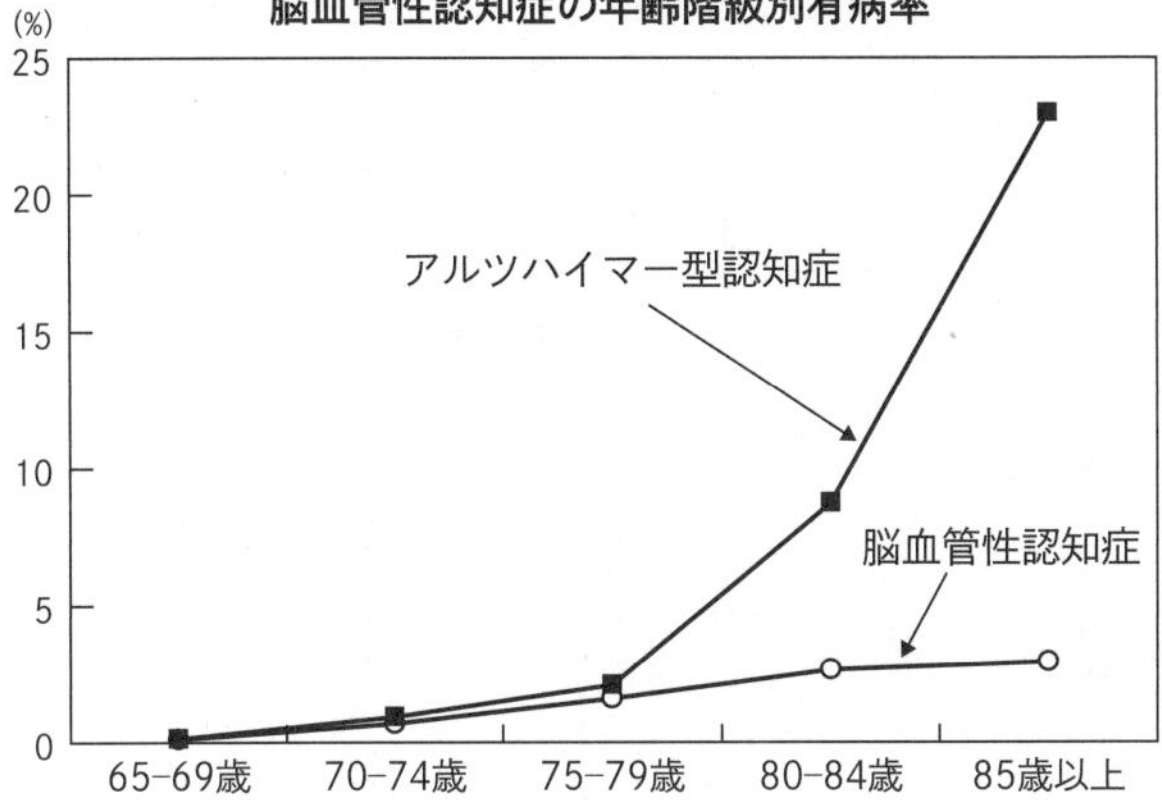

新潟県糸魚川市における調査結果より（平成9–10年度）

Ｔ（コンピュータ断層撮影）やＭＲＩ（核磁気共鳴画像診断装置）で脳の写真を撮り、亡くなると解剖させてもらって、脳の病変を確かめた。

このときに経験したことだが、**八〇代半ば以降の人は、認知機能が正常だった人を含めて、脳を切って見たときアルツハイマー性の変性がない人はいなかった。**つまり変性が重度の人がアルツハイマー型認知症なのであって、**程度が軽い人は正常老人に見えるというだけの違いなのだ。**すなわちアルツハイマーとは、病気というよりもむしろ老化現象、老化の程度であるとも考えられるのだ。

「診断基準となるテストの結果が、あるレベルを下回ると認知症と見なす」という考え方に従うと、アメリカ・ボストンの地域住民の調査では、八五歳以上の四五％がアルツハイマー型認知症の診断基準に引っかかってしまったという。日本でも似たような結果となっている。このくらい多いことも、病気とするよりも老化の程度と言ったほうがふさわしい。

そもそもアルツハイマー型認知症は、一九〇六年にドイツの精神科医アロイス・アルツハイマー博士によって学会で報告されたのが最初である。死亡時に五六歳だった女性の症例であった。この患者の年齢から見ても一種の早老症だったと考えられるから、脳の老化が人よりも早い病気であるとも言えるだろう。

実際、私たちがこうした若年性認知症の患者を診察していると、明らかに脳だけ早く老化したのだなという印象を受ける。そして発症頻度は、歳を取れば取るほど高くなる。三九ページの図のように、七〇代では三％以下だったアルツハイマーが、八〇～八四歳では一〇％弱、八五歳以上では二〇％以上と、年齢とともに急増する。**アルツハイマー型認知症は老化病**なのである。

動脈硬化もガンも老化病である

老化によって起きる症状や病気はたくさんある。

骨が老化すると、カルシウムなどの骨塩量が減少してスカスカになり骨粗《こつそ》鬆《しょう》症になる。正常範囲を保つ人もいるものの、歳を取って骨塩量が減らない人はいない。

また、動脈硬化も病気と思われているけれども、老化現象だとも考えられる。

これも浴風会病院で経験したことだが、解剖したときに八〇代後半で動脈硬化が起きていない人はいないのだ。正常の人の血管はピンピンと弾力のあるゴムのようだが、そんな血管を保っている高齢者はまずいない。「脳では動脈硬化が進んでいるけれども、体の動脈硬化はそれほどでもない」という人はいる。しかし動脈硬化がまったくない人はいないのである。

食事や運動など、生活習慣によって改善はできるにしても、やはり**動脈硬化自体は老化現象**と考えられる。

動脈硬化が重大な結果をもたらすことは非常に多い。たとえば糖尿病が怖いのは、血糖値が高いことによって微小な動脈硬化が起こりやすくなるからだ。腎臓の血管動脈硬化が起こると糖尿病性腎症になるし、末梢《まっしょう》神経への血流が減ることによって糖尿病性の神経障害が起こる。糖尿病が失明につながるのは、眼底の動脈硬化が進むと血液が届かなくなるためである。

糖尿病を放っておくことで、微小血管の動脈硬化が起こるのだが、実は同様な微小血管の動脈硬化は加齢によっても起きている。糖尿病になれば、若くして起こるという違いにすぎない。だから末梢神経炎のように手足の先がしびれると訴えるお年寄りは非常に多いし、腎臓機能も年齢とともに衰えてくるのだ。

動脈硬化によって起こる病気の最たる例が心筋梗塞である。心臓を囲むように走り、血液を供給している冠動脈の動脈硬化によって狭心症や心筋梗塞が起こる。一時的に血液が足りなくなって胸痛や圧迫感などが起きるのが狭心症で、血管がつまって心筋が壊死してしまった場合が心筋梗塞だ。

さらに**ガンも老化病**と言える。

これも浴風会病院での経験だが、高齢者の遺体を解剖すると、多くの人はどこかに小さなガンが見つかる。ガンが死因ではない人も、ガンを抱えているのだ。

私たちの体の中では細胞分裂が一生涯ずっと続いている。とくに子どもが成人になるまでは、ほぼきれいに細胞をコピーして成長する。たとえば子どもの小さな肝臓や腎臓は、細胞のコピーを繰り返してどんどん大きくなる。若いころは正確できれいにコピーされていたのに、年齢を重ねるほどコピーにミスが出やすくなる。

ミスコピーによって出現した出来損ないの細胞は、体にとっては異物である。異物＝DNA情報が違うものは免疫細胞が殺すという仕組みがあるから、通常、ミスコピーされた細胞は処理されている。この免疫機能は歳を取るほど衰えてくるのだが、逆に出来損ないのコピーは歳とともに増えるのだ。

出来損ないの細胞が勝手に増えてしまうのがガンだから、歳を取るほど多くなるのも道理である。四〇代、五〇代のガンで亡くなると悲劇的だから、中年世代に多い病気だと思われがちだが、実は高齢者の大多数は小さなガンを抱えているのに、気がついていないだけなのだ。

日本人の死因のトップはガンである。**四人に一人がガンで死ぬほどの「ガン大国」だが、そうなった大きな要因は長寿化だ。**年齢を重ねるほどガンを抱えている人が増えるのだから、ガンによって死亡する人は当然増えることになる。

怖いのは心の老化、感情の老化

たしかに加齢とともに、臓器や細胞レベルでの老化は起きている。しかし、老化のスピードや度合いは個人差が非常に大きい。

先に述べたように、体力の要素は年齢ではなく、動かなくなること＝活動量が下がることで衰える。脳も使っていないと衰える。その裏返しで**積極的に体を動かして、頭を使い続けようという心の若い人は、最終的には老化が起きにくいのだ。**だからこそ**感情の老化予防が必要なのである。**

第4章で詳しく説明するが、人間の老化は体力や知力よりも、まず感情から始まると言ってよい。なぜ感情が老化するのかといえば、大きく三つの原因が存在している。

一つが脳の中で前頭葉という部位が縮むこと。前頭葉は意欲や好奇心に関わっている部分なので、歳を取って萎縮すると意欲が失われていく。いわゆる「枯れた」老人になるのだ。

二つ目が動脈硬化で、先述したように歳を取るほど進む。脳の動脈硬化が進むと、自発性が低下するということがよく知られている。

三つ目がいわゆるセロトニンなど脳内の神経伝達物質が、加齢とともに減ってくることだ。セロトニンの減少によって、うつになりやすくなるし、意欲が低下する。

こうした原因があるので、感情の老化予防を心がけておかないと、刺激を受けることがおっくうになってしまう。体を動かさなくなるし、頭も使わなくなる。外出が面倒になるし、外見にも気を使わなくなるので、体も見た目も加速度的に老化が進んでしまうのだ。

もう一つ、私たちが真面目に考えなければいけないことがある。**歳を取れば取るほど自殺率が高い。**明白なデータがあって、最近は逆転したデータが出てきているが、長い間、八〇~八四歳よりも八五歳以上のほうが自殺率が高かった。これはほとんどの国で同じ傾向があり、北欧のような福祉国家でもやはり年齢とともに自殺率は高くなっている。老人が不遇だからとは必ずしも言い切れない。

おそらくこれは、**歳を取るほどうつ病になりやすいためだと考えられる。**

セロトニンという神経伝達物質が減少する「心の老化」によって、自殺リスクも高くなる。高齢者の場合、ガンとかほかの死因が増えるため相対順位は低下するが、年齢とともに自殺が多くなっているのは事実である。

心を若々しく保っておかないと、身体的な老化も起こりやすいことに加えて、自殺という死因も増える。自ら寿命を縮めてしまうことに直結しているのだ。

ホルモンバランスの老化と男らしさ、女らしさ

五大学説の中の一つ、内分泌説によるとホルモンバランスが崩れることで老化が進むという。もちろん内分泌説だけで老化が説明できるわけではないが、足りなくなったホルモンを補ってバランスを戻してやると、若返りに効果があるのは事実である。

ホルモンバランスを老化するに任せておくと、人間は基本的に中性化していく。

若いころの男性は男性ホルモン優位、女性は女性ホルモン優位だが、更年期

以降、男性女性ともにどちらかの優位が崩れて、どちらの性ホルモンも同程度のバランスになり、外見も中性化していく。女性でもひげが生えてきたり、男性も乳房がふくらんだりしてくる。これも一種の老化現象だ。

ホルモンのバランスが崩れると、認知機能も落ちていく。**バランスを整えると、認知機能は明らかに上がる。外見的にも若返るし、代謝もよくなって太りにくくなる。いわゆる若返りの効果があることは、経験的にほぼ間違いない。**

もう一つのメリットは、男らしさ・女らしさが保てるので、精神的な若さにつながることだ。つまり「いつまでも男でいる」とか「いつまでも女でいる」ことが、異性にモテたいという願望や、性欲などにつながる。ギラギラしている老人は日本では嫌われるけれど、若くいるためには大切なことなのだ。

アンチエイジングを実施しているクリニックで、ホルモン補充療法の人気は高い。ただ副作用の問題もあるので、リスクと利益の判断が必要になる。

たとえば、ほてりやのぼせ、肩こり、不眠といった更年期障害で悩む女性に、女性ホルモンを投与すると症状は劇的に改善し、肌つやもよくなって若返る。もっと積極的に若返りの効果を狙って投与する場合もある。しかし一方で、乳ガンの発生リスクが高まってしまう。乳ガンの発生率が一年あたり約一〇〇〇人に三人（〇・三四％）だったところが、約一〇〇〇人に四人（〇・四二％）に増えるというから、有意な差があるという話が長く伝わっていたが、最近はそれを否定する調査結果もある。

だがリスクはあるものの、九九％以上の人にはまったく害はないし、乳ガンは早期発見すればまず取り去ることができるのだから、許容範囲ということになるのだろう。最近の研究では、更年期以降はこの差もなくなるという。

男性にもホルモン補充療法が行われるが、副作用として前立腺ガンがある人にはそれを大きくしてしまうという説がある。だから、一般的に腫瘍マーカーを調べてから治療するので害はない。

かつて週刊誌で、芸能人御用達のクリニックが、やせ薬として覚醒剤の作用をする違法ドラッグ原料であるエフェドリンなどを処方していたとして叩かれていたことがある。無理して代謝を上げるので、たしかにやせるだろう。しかし突然死のリスクは非常に高い。このクリニックに通っていた人たちが、どのくらいリスクを知らされていたかは定かではない。ただ、今でもこのクリニックはやせるということで人気を保っている。

比較するのも不適切かもしれないが、ホルモン補充療法の場合、ガンのリスクが若干上がるかもしれないが、それらのガンも現在では早期発見すれば死に直結するような病気ではない。リスクについての説明は当然必要だが、十分に理解したうえで選べるなら、個人の選択の問題になる。説明して「嫌だ」という人は受けなければいいのである。

ホルモン補充療法を受けた人は、リスクを知っているので検診を真面目に受ける。その分、早期発見が可能になる。だから乳ガンのリスクは高くなるものの、検診を受ける頻度も増えるために死亡率が少ないという研究報告もある。

何歳からアンチエイジングが必要か

さまざまな形で老化を防ぐことは、無病息災につながる。老化を遅らせることによってガンも、動脈硬化も、骨粗鬆症も減らせる可能性がある。認知症もその発症を遅らせることができそうだ。

老化予防はいつまでも若々しくいたいという外見上の願いだけではなく、多くの生活習慣病を防げる可能性からのメリットも大きい。かつ、こうした病気を防ぐという観点に立つと、アンチエイジングは四〇代から始めておきたい。

すなわち、四〇代から免疫機能を高めておくと、ガンになりにくい。フリーラジカルを減らして細胞のミスコピーが減るかもしれない。メタボ（メタボリック・シンドローム）については、次章で詳しく述べるが、動脈硬化予防というアンチエイジングの勧めと考えれば理に適っているところもある。

アンチエイジングを始める時期は、早いに越したことはない。ホルモンの変化で言えば、成長ホルモンなどは二〇代くらいから減っていく。成長期を過ぎれば、老化は始まっていると考えられるからだ。

フランスにあるクロード・ショーシャ博士のクリニックを訪れる、ヨーロッパのセレブリティたちの中に、元F1レーサーのジャン・アレジ氏と後藤久美子さんの夫妻がいる。彼女が通い始めたのは二〇代だったと思われるが、セレブリティの間では二〇代でアンチエイジングを始めるのは決して珍しいことではない。

自動車を五年、六年と乗ってから初めて長く乗ろうとして整備するのと、新車のうちからこまめに整備するのとでは、どちらが効果的かと考えればわかりやすい。しかも人間の場合、心や感情が老化する前に対策を講じておくことが大切だ。

現実に、「草食系」と言われる人たちも含めて、すでに二〇代で精神面では老け込んだ若者が増えている。そんな若者や、オタク系も外見に気を使わないからでもあるけれど、結構老けて見える。三〇代半ばでアニメやプラモデルに本気で取り組んでいるのかと思って、年齢を聞くと二〇代前半だったりする。

五大学説のどれをとったとしても、**アンチエイジングは若いうちに始めておいたほうがいいことは確実である。**

スポーツが健康的とは限らない

とはいえアンチエイジングと、動脈硬化予防型の医学は両立させることが難しい。

たとえばスポーツで体を動かすことは、メタボ対策にもなるし健康にいいと信じられているけれども、細胞レベルや分子生物学のレベルで見ると、フリーラジカルの発生はどうするかなどの難問もある。つまりフリーラジカル説に従うと、四〇代、五〇代でハードな運動は許容されない。呼吸するだけで発生するフリーラジカルは、激しい運動で急増するからだ。

少し極端な例だが、激しい運動を続けてプロスポーツの選手になることは、自分の寿命を縮めることと引き替えのようにも思える。現実に、引退した野球選手や大相撲の力士には年齢のわりに老けている人が多いし、早逝率も高いようだ。生活が荒れているからとも言われるが、それでもやはりスポーツ選手は、若くして亡くなったという訃報をよく聞く。

現役選手でも、二〇代なのに四〇歳くらいに見える人は少なくない。厳しいトレーニングのやりすぎのためか、肌がボロボロになっているように見える。プロスポーツ選手は極端にハードなトレーニングを積むことで競技を戦っているわけだから、そのトレーニングに耐えられる人だけが選手として活躍できるのだろう。

健康や寿命と引き替えに、名声や賞賛を受けている部分もないとは言えない。だが、トレーニングを続けながらも、アンチエイジングを実践することで老化のスピードを少しでも緩和できるかもしれない。

一般人の場合、まったく運動しないのもまずいとは思うけれども、このくらいなら適当であるという線引きが難しい。

私自身は一切ジムにも行かず、運動らしいことは何もしていない。自分でも早く老けるかとも思っていたが、意外に老化していないのだ。また作家や文化人は七〇代で活躍している人も非常に多い。実際に長命な人が多いし、文化人は歳を取らないかのようにも見える。こうしたことから、**頭をしっかり使って体はあまり動かさないという生活も、それほど悪くない**と思っている。

老化予防の観点からすると、体を酷使せずに頭を使っているほうがよさそうだ。日本人全体で見ると、農業中心の国だったころと比べて、ホワイトカラーの国になってからのほうがはるかに長寿になっているし、外見も若返っているのである。

「体は使い続けることで機能が衰えない」と述べたことと矛盾するようだが、多くの要因が絡み合っているので、一つだけ絶対に正しいことが明確になっているわけではない。俗説では体を動かしていると健康的で長生きできると信じられているけれど、違っている可能性も高い、と言いたいのである。

少なくとも老化学説的には違う。日光さんさんの屋外で紫外線を浴びてスポーツをするのは、先述の消耗説でもフリーラジカル説でも体に悪い。その種の常識の嘘から脱却して、素直にものごとを判断することが必要だと思う。

外見と老化の意味

ホルモン補充療法に頼らなくても、外見を若く保っておくとホルモンバランスを若く保てる可能性が高い。うつ病にかかるなど精神的にダメージを受けると、免疫機能も衰えることからも推察できるように、**心の老化は全身の老化の引き金**である。

容姿の老化予防はかなり大事なことで、「見た目」がいかにも老人らしくなると、そのまま心も老化し、全身の身体機能も老化する。精神神経免疫学という分野でこうした研究が進んでおり、**心を若返らせると、かなりの精度で免疫機能が若返ると認められている。**

その意味で、吉永小百合さんの生き方はきわめて理想的である。

彼女は一九四五（昭和二〇）年生まれだからもうすでに後期高齢者になっているわけだが、とてもそうは見えない。最近もビールのテレビCMに登場していたから、ご覧になった人も多いと思う。「アラ傘《さん》（アラウンド傘寿《さんじゅ》＝八〇歳前後）」にして、あの若々しさには驚嘆するほかはない。

相当な努力や無理もしているかもしれない。ヒアルロン酸やボトックスの注射は、まず間違いなく受けておられるのではないかと思う。ヒアルロン酸は真皮層のコラーゲン組織を保つ働きがあり、肌の滑らかさ、柔らかな張りを保つ。ボトックスは筋肉を弛緩《しかん》させて、目尻や口元のシワなどを目立たなくするものだ。

そうした努力を続けて、おそらく心の若さも外見にふさわしいものだと推察できる。吉永さんは近年、女優としての活動のほか、ボランティアで原爆詩の朗読などの反戦運動をライフワークとするなど、社会活動を長く果敢に続けている。

容姿を含めて、彼女が何歳まで「吉永小百合」でいられるか、高齢者を専門とする医師としても興味が尽きない。

外見の若返りは、心を若返らせる簡単な方法だ。お洒落《しゃれ》など無縁に過ごしてきた中高年男性なら、品のいいピンクのワイシャツと少し派手なスーツに袖を通しただけで、姿勢まで変わってくるものだ。外出してみようという気にもなるだろうし、女性から好意を寄せられるのではないかという妄想も広がるかもしれない。それが大切なのだ。

老人ホームなどでよく「おばあさんを化粧させるとしゃきっとする」と言われるように、**身だしなみや外見を若くきれいに保っておくと、精神的にも身体的にもはっきりと若返り効果がある。**

こうしたことから私は、外見の老化を避けることが、さまざまな老化を避ける意味で非常に重要だと考えている。もちろん、私の主張が絶対に正しいとまでは言わないが、約六〇〇〇人の老人を診てきた臨床経験から、かなり確信に近いものがある。

とくに若返りのための美容整形は、容姿だけでなく精神的に人間を若返らせるので、私はもっと考慮されてもいいと思っている。

日本では美容外科医が、外国と比べてきちんとしたトレーニングを受けずに開業していた時代が長く続いてきたため、事故も少なからず起きた。そのためさらにゲテモノ扱いされるような悪循環だったが、一〇～二〇年くらい前からようやく大学でも美容外科の医局が増えてきて、診療科目として信頼が高まりつつある。

「美容整形までは」とためらう人でも、歳を取ってもファッショナブルでいたいと思う気持ちが大切だ。女性誌では「アラフォー雑誌」「アラフィフ雑誌」と呼ばれる四〇代、五〇代向けのファッション誌が登場している。男性誌ではかつて「モテるオヤジ」「ちょい不良《ワル》オヤジ」を標榜した『LEON』が評判になったが、若返りやアンチエイジングを進める立場から、私はこうした雑誌の登場も非常に歓迎している。

現代は外見の老化が簡単に防げるようになったのだから、それは利用すべきであってバカにしてはいけないと思うのだ。

第2章

メタボのウソ

やせると長生きできるのか

「メタボだからやせなくてはいけない」

「これを食べるとメタボになってしまう」

など、メタボは「避けなくてはならないこと」として広く知られている。中高年でメタボという言葉を知らない人はまずいない。

ご存じの方も多いと思うが、メタボとは「メタボリック・シンドローム」のこと。内臓脂肪の蓄積により肥満症、高血圧、高血糖、脂質異常などが引き起こされることを言う。

さまざまな生活習慣病をもたらす危険因子として、盛んにテレビの健康番組などで取り上げられてブームの様相を呈していた。いまや「太っていること＝メタボ」のように、言葉が一人歩きしているようだ。

二〇〇八年四月から厚生労働省は、メタボかどうかをチェックする特定健康診査や特定保健指導を国民に義務付けている。一見、生活習慣病を未然に防ぐために必要な施策に思えるかもしれないが、メタボを恐れるあまり、根拠のない「やせ願望」が中高年に広まっていることに、私は違和感を持っている。以下のような問題があるからだ。

「メタボ」が中高年の健康情報を席巻するとともに、BMIという数値が広く知られるようになった。これは体重（kg）を身長（m）の二乗で割った数値で、医者はWHO（世界保健機関）の基準で「普通」となる一八・五〜二五未満に収まるようにと指導する。しかし、**世界中でどんな統計を取っても、BMI二五を少し超えたあたりがいちばん長生きなのだ。**

二〇〇六年、アメリカで二九年間にわたって追跡した国民健康・栄養調査の結果が発表されている。これによると、いちばん長生きなのは「太り気味」とされるBMI二五〜二九・九で、一八・五未満の「やせ型」の死亡率はその二・五倍も高かったのだ。

日本でも二〇〇九年、厚生労働省の補助金を受けたある研究結果が発表された。四〇歳の時点での平均余命を見ると、もっとも平均余命が長かったのは、男女ともにBMI二五〜三〇である。平均余命は男性で四一・六年、女性は四八・一年だった。逆にもっとも短かったのはBMI一八・五未満で、平均余命は男性で三四・五年、女性で四一・八年と、七年ほどの差がついたのだ。

BMI二五〜三〇は、身長が一七〇㎝の男性なら体重七二〜八七kgに当たる。昨今なら完全にメタボと言われてしまう体型だ。日本では「太りすぎ」という分類にされているが、実はもっとも長寿だったのだ。また「普通」「肥満」とも平均余命にほとんど差はつかなかったのに、**「やせ」だけは目立って平均余命が短いのだ。**

中高年の場合、**多少太っていてもむしろ長生きできる。**これは統計的に明らかになっているのだから、過激なダイエットに走る必要などまったくない。「太り気味だから、健康のためにダイエットしないと」と不安に思うのはナンセンスだということだ。

メタボブームでやせ願望が非常に強くなってしまったが、やせているのは栄養状態が悪いことを意味している。日本人が短命だったのは栄養状態が悪かったころだと思い起こしてみると、単純にやせればいいというわけではないとわかるだろう。

「やせると長生きできる」となると、もうまったくの嘘だ。**低栄養のほうがずっと危険で、やせていることはリスクになるのである。**

現代の日本人には当てはまらない？

「太りすぎはむしろ長生きできる」とは言うものの、やはり程度の問題だ。体に悪い肥満はもちろんあって、肥満の度合いと心筋梗塞になる確率は明らかに相関している。ＢＭＩ三五以上の超肥満は寿命が短くなるのは事実だから、そんな人はたしかにやせたほうがいい。

心筋梗塞による死亡率が高い国や、糖尿病が多い国では、肥満はやはり大敵になる。欧米に関して言えば、日本人にはありえないような超肥満が珍しくない。身長一七〇㎝で体重一〇〇kgを超えるような日本人はめったにいないが、アメリカならニューヨークでもハワイでも、通りを歩けばいくらでもすれ違う。だからこそ国を挙げて「太りすぎはよくない」と啓蒙しているのである。「メタボは長生きできない。やせたほうがいい」というのは、欧米の背景と理論を日本に持ち込んだだけのようだ。統計によると、肥満（BMI三〇以上）の占める割合は、アメリカ人は二〇一四年時点で男性三五・五％、女性四一％、日本人は二〇一五年時点で男性四・四％、女性三・一％（アメリカ国立衛生統計センターやOECDのデータによる）。やせる必然性について、日本人も同じかと改めて問い直すと、案外当てはまらないことが多いように思う。

つけ加えるならば、第1章で述べたように、老化の研究をしている人たちが実験対象としているのはラットやミジンコである。カロリー制限をしてラットの寿命が一・四倍に延びた、ミジンコは一・七倍になったと言っているのだ。

老化のメカニズムを探る実験としては意味のあることだし、学者も納得している研究結果だとしても、メタボを恐れてBMIを下げることに「カロリー制

日本人の1人1日当たりエネルギー等摂取量

	エネルギー (kcal)	タンパク質 (g)	うち動物性 (g)	脂質 (g)	うち動物性 (g)	炭水化物 (g)	カルシウム (mg)	ビタミンC (mg)
昭和21年 (1946)	1903	59.2	10.5	14.7	―	386	253	173
昭和35年 (1960)	2104	69.7	22.3	20.3	―	411	338	76
昭和40年 (1965)	2189	71.3	28.5	36.0	―	384	465	78
昭和45年 (1970)	2210	77.6	34.2	46.5	―	368	536	96
昭和50年 (1975)	2188	81.0	38.9	52.0	25.6	335	552	138
昭和55年 (1980)	2084	78.7	39.2	55.6	26.9	309	539	123
昭和60年 (1985)	2088	79.0	40.1	56.9	27.6	298	553	128
平成2年 (1990)	2026	78.7	41.4	56.9	27.5	287	531	120
平成7年 (1995)	2042	81.5	44.4	59.9	29.8	280	585	135
平成12年 (2000)	1948	77.7	41.0	57.0	28.8	266	547	128
平成17年 (2005)	1904	71.1	38.3	53.9	27.3	267	539	106
平成22年 (2010)	1849	67.3	36.0	53.7	27.1	257.6	510	109
平成24年 (2012)	1874	68.0	36.4	55.0	28.0	259.8	499	96
平成26年 (2014)	1863	67.7	36.3	55.0	27.7	256.8	497	94
平成28年 (2016)	1865	68.5	37.4	57.2	29.1	252.8	502	89
平成30年 (2018)	1900	70.4	38.9	60.4	31.8	251.2	505	95
令和元年 (2019)	1903	71.4	40.1	61.3	32.4	248.3	505	94

出典：厚生労働省「国民健康・栄養調査」

限すれば長生きできる」と援用するには無理がある。

日本人どころか人間に当てはまるかどうかも定かでないデータが援用されるのは、メタボブームのブームたるゆえんだが、「**やせることで健康になる、長生きできる」と信じてしまうと、かえって健康を害する場合がある。**

前ページの表は、戦後の日本人の栄養摂取量の変遷である。終戦翌年の一九四六年から高度経済成長の間はほぼ一貫して摂取エネルギー（カロリー）は増え続けている。これが少しずつ減って、二〇〇五年には終戦翌年とほとんど同じカロリーになり、以降も微減傾向が続く。

「食べすぎ」で「飽食」しているかのように信じている日本人だが、いまや戦後間もないころと同じくらいしか食べていない小食の国民なのである。

日本人はもっと肉を食べたほうがいい

最近少し減ってきたがフランス、イタリアといった例外を除くと欧米諸国の多くの国では、心臓の動脈硬化で起こる心筋梗塞などを含む心疾患が死因のトップである。心筋梗塞などの心疾患が、ガンよりも四～五割も多いのだ。

欧米の人たちが禁煙や食生活の改善を極端なまでに推進したり、糖尿病治療に必死に取り組んだりするのは、心筋梗塞を減らせば平均寿命が一気に延びるという事情がある。「メタボ」が広く知られるようになったのは一九九八年にWHOが「メタボリック・シンドローム」の名称で診断基準を発表してからだが、その概念は欧米の研究者によって一九八〇年代から盛んに提唱されていたものだ。つまり、動脈硬化を遅らせて心筋梗塞を減らしたいという究極の目的がある。

一方、日本人の三大死因と言われるガン・心疾患・脳血管疾患で、死亡総数に対するガンの割合は約二七%、心疾患は約一五%、一時期死因のトップだった脳血管疾患が約七%で老衰に抜かれて四位になっている。心疾患はガンの半分程度である。つまり日本は「心疾患で死ぬ国」ではないのである。

それなのに、欧米型の健康キャンペーンを移入することに誰も異を唱えない。

「肉を食べすぎるのは体に悪い。減らそう」というのも健康常識と捉えられているけれども、もともとは心筋梗塞が国民病とも言えるアメリカ由来の健康キャンペーンだったのだ。

日本人の食生活がいくら欧米化したといっても、実際の欧米人の食生活は大きく異なっている。たとえば肉を食べる量ひとつとってみても、極端に違う。

次ページの表には、日本人の肉類の摂取量も記されている。ここからは国全体が貧しかった時代はもちろん、飽食と言われる時代になっても、実はそれほど肉を摂っていない様子が読み取れる。終戦直後の飢えている時期は、肉類を一日にわずか五・七gしか食べられなかった。魚が四五・三gほどで乳製品は三・一g、米が二四一・一gといった状態で、ここから日本人は再出発したのだ。

『経済白書』に「もはや戦後ではない」と明記されたのは一九五六（昭和三一）年。飢えは脱していたが、私の生まれた一九六〇年でも、肉は二〇gも摂っていない。高度経済成長を経て、ジャパン・アズ・ナンバーワンと言われる

戦後日本人の1日当たり食品摂取量

(単位：g)

	米類	いも類	野菜類	魚介類	肉類	牛乳・乳製品
昭和21年(1946)	241.1	277.9	357.0	45.3	5.7	3.1
昭和30年(1955)	346.6	80.8	246.2	77.2	12.0	14.2
昭和35年(1960)	358.4	64.4	214.1	76.9	18.7	32.9
昭和40年(1965)	349.8	41.9	219.4	76.3	29.5	57.4
昭和45年(1970)	306.1	37.8	249.3	87.4	42.5	78.8
昭和50年(1975)	248.3	60.9	246.7	94.0	64.2	103.6
昭和55年(1980)	255.8	63.4	251.4	92.5	67.9	115.2
昭和60年(1985)	216.1	63.2	261.7	90.0	71.7	116.7
平成2年(1990)	197.9	65.3	250.3	95.3	71.2	130.1
平成7年(1995)	167.9	68.9	290.2	96.9	82.3	144.5
平成12年(2000)	160.4	64.7	290.1	92.0	78.2	127.6
平成17年(2005)	343.9	59.1	279.7	84.0	80.2	125.1
平成22年(2010)	332.0	53.3	268.1	72.5	82.5	117.3
平成24年(2012)	329.1	54.3	274.6	70.0	88.9	125.8
平成26年(2014)	325.0	52.9	280.3	69.4	89.1	121.0
平成28年(2016)	310.8	53.8	265.9	65.6	95.5	131.8
平成30年(2018)	308.5	51.0	269.2	65.1	104.5	128.8
令和元年(2019)	301.4	50.2	269.8	64.1	103.0	131.2

注：2005年からの「米類」が多いのは、2001年から、それまで含まれていなかったおにぎりなどの加工類を含めるようになったための見かけ上の増加である

出典：厚生労働省「平成17年国民健康・栄養調査」

ようになった一九八〇年ごろから、肉を減らすように言われ始めるのだが、この時点でも肉の摂取量は六七・九gにすぎない。

近年、日本人の肉の摂取量は一日あたり一〇〇g前後である。一方、アメリカ人は約三〇〇g、ヨーロッパ人なら約二二〇gも食べている。その前提があって、ヨーロッパでは目標値を一五〇gにしたのだ。

そもそも前提となっている肉の摂取量が極端に違うのだから、減らせばいいというものではないことは誰にでもわかる。

少なくとも**日本人の場合、肉の摂取量を減らす必要はないのである。むしろ増やしたほうがいいと考えられる。**

コレステロールは本当に悪いのか

肉とともに敵視されるのが、コレステロールである。善玉・悪玉があるとされつつも健康をむしばむものとして、忌み嫌われている。

しかし、これも程度の問題である。東京・小金井市で七〇歳の高齢者を対象に東京都老人総合研究所（現・東京都健康長寿医療センター）が一九七六〜九一年にかけて追跡調査した「小金井研究」によると、いちばん死亡率が高かったのは、コレステロール値が男性は一六九未満、女性は一九四未満の低いグループだった。次いで正常とされるグループ、もっとも長生きするのは男性では一九〇〜二一九まで、女性は二二〇〜二四九の正常よりやや高めのグループだったことが判明している。

コレステロールに関してもう一つ、ハワイの住民に対する調査がある。これによるとたしかにコレステロール値が高い人ほど、心筋梗塞などの虚血性心疾患は多くなっている。ところが、コレステロール値が高い人ほどガンになりにくく、低い人ほどなりやすいことを調査結果は示している。もちろんこれが全面的に正しいかどうかはわからない。ただ、多くの欧米諸国の死因トップは虚血性心疾患で、ガンが少ないのは事実である。これも肉類を大量に食べているからかもしれない。

ステントやバルーンなどの血管内手技などの医学の進歩によって、虚血性心疾患は「死ぬ前に処置のできる病気」になりつつある。**ガン治療の困難さを考えると、コレステロール値は高めのほうが長寿を保てるという考え方もできる**のだ。

日本の場合、死因の比率では、虚血性心疾患の六倍もの人がガンで死んでいる。こうした背景まで考慮すると、**「虚血性心疾患で死ぬ国はコレステロール値を低めにしておいたほうがいい」「ガンで死ぬ国はコレステロール値をむしろ高めにしておいたほうがいい」**とも言えるのである。

欧米の研究でもコレステロール値が下がると、たしかに虚血性心疾患による死亡率は下がる。しかし自殺やガン、事故死が増え、全体での死亡率もコレステロール値の低いグループのほうが高い。

何かと害毒視されるコレステロールだが、本当に身体に悪いかどうかは、よくわかっていない。少なからぬ免疫学者が「コレステロール値が高いほうが長生きできる」とよく言っているくらいだ。というのはコレステロールは、細胞膜の重要な構成物質だから免疫細胞にとっても欠かせないからだ。免疫機能を活性化するから、感染症にもかかりにくくなるだけでなく、ガン化する細胞もやっつける。

私たち精神科の立場では、コレステロールは脳にセロトニンを運ぶ役目があると考えている。血中のコレステロール濃度が一定レベルにないと、セロトニンがうまく機能しないようだ。実際、うつ病の人を診療していて経験することだが、コレステロール値が高い人は回復しやすいし、反対に低い人はなかなかよくならない。**コレステロール値の高い人のほうが、うつにもなりにくいようなのだ。**

完全な善玉もなければ、まったくの悪玉もない

一般的にコレステロールには善玉のＨＤＬと、悪玉のＬＤＬがあることはよく知られている。しかしこの善玉・悪玉論も、動脈硬化や虚血性心疾患に対す

る観点にすぎない。ガンになりにくくするコレステロールも、うつになりにくくするコレステロールも、実はＬＤＬなのである。つまり悪玉とされているものも、完全に悪玉とは言えない。ある臓器にとっての善玉が、別な臓器にとっては悪玉ということが体の中ではよくあることなのだ。

さらに、コレステロールそのものが虚血性心疾患に悪いかどうかも、完全にはわかっていない。もしかしたら関係がないのかもしれないと思わせる一つの反証が、いわゆる「フレンチ・パラドックス」である。

これが問題にされた頃、アメリカ、ドイツ、イギリスといった国は、人口一〇万人あたり二〇〇人近くの男性が心筋梗塞で死亡していた。

欧米では一五〇～二〇〇人（男性）くらいの国が多かったために、コレステロール値が高い国は心筋梗塞も多いと信じられているのだが、同じくらい肉を食べているフランスやイタリア、スペインは、心筋梗塞による死亡が少ないのである。

そのことから**ワインに含まれるポリフェノールなど抗酸化物質を摂ること**

虚血性心疾患死亡率（2002年）：OECD諸国（単位：％）

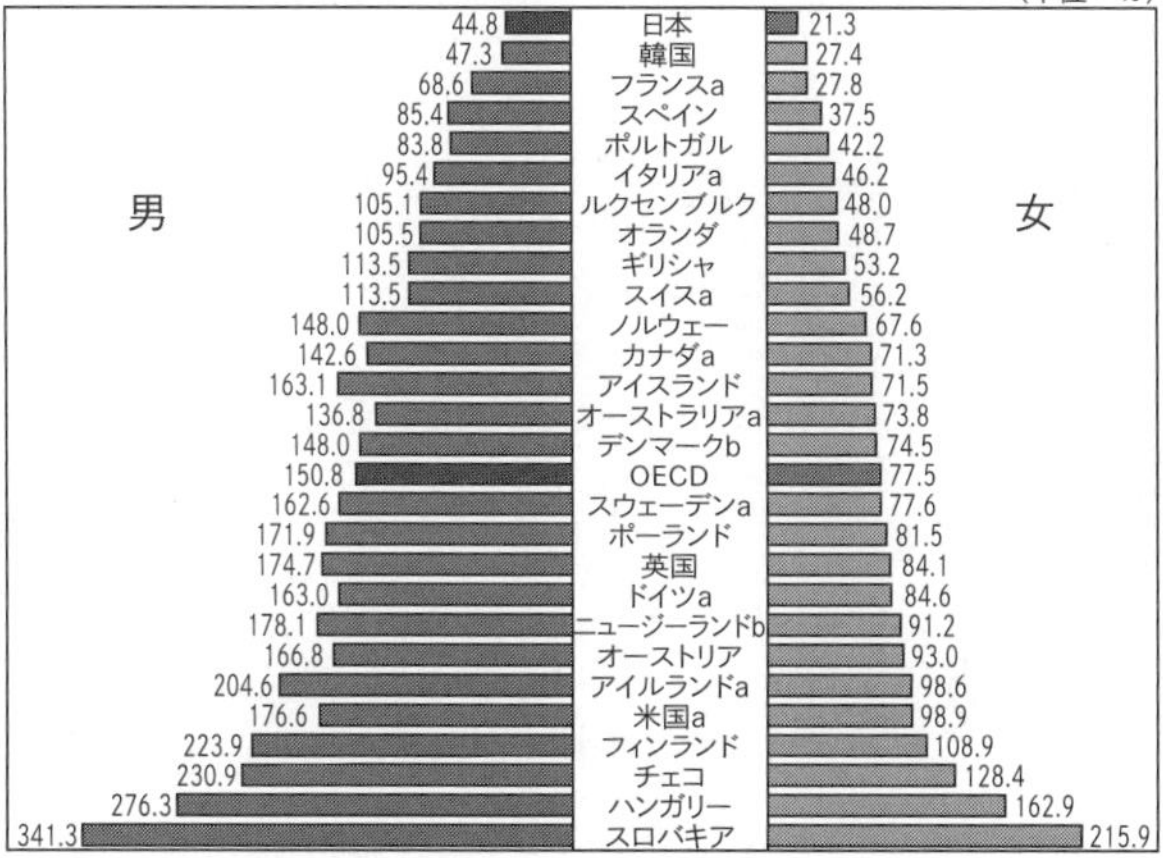

注：a2001年 b2000年。原資料はWTO死因データベース（2005年3月）。
図は女の昇順。死亡率は標準化死亡率（人口10万人当たり）。
年齢標準化は1980年OECD人口ベース
資料：OECD, Health at a Glance 2005

で、コレステロール値が高くても心筋梗塞で死なくなるとも考えられている。有害なのは酸化したコレステロールではないかという説もあるほどだ。

　アメリカ、ドイツ、イギリスなどと比べると、フランスやイタリアではワインをよく飲むことに加えて魚介類をよく食べる。**魚の脂肪はコレステロールの害を防ぐ働きがあるとされ、魚介類を常食しているのもいいことだと考えられている。**

　最近はむしろ、魚介類に含ま

れるコレステロールは体にいいというのが定説になっていて、以前ならウニはコレステロールの塊のように言われていたのが、いまやウニやイカのコレステロールはむしろ心筋梗塞の予防になるという説もあるほどである。

もっともウニはたしかに尿酸値には悪影響があるので、痛風の人には勧められないが、コレステロールだから一律に悪い、摂らないほうがいいとはとても言えなくなっているのである。

健康常識として語られるとき、食べ物の成分や栄養素の働きはすべて判明していることとして断定的に伝えられるけれども、医学や生理学の分野では、学問的な常識が覆されることもないわけではない。まだまだコレステロール研究も完全なものではないのである。

よい脂肪と悪い脂肪

脂肪に関しても、最近になって「よい脂肪」と「悪い脂肪」があると言われるようになった。「マーガリンは健康によくない」と聞いて驚いた人もいるのではないだろうか。以前は「バターは動物性脂肪だからよくない。マーガリンは植物性だから体にいい」と言われていたのだから、一八〇度の豹変《ひょうへん》ぶりである。これはマーガリンに多く含まれる**トランス脂肪酸が、動脈硬化の原因になるとわかった**からだ。

トランス脂肪酸とは植物油に水素を添加して固めるような加工をしたり、調理の過程で高い熱を加えた場合などに発生する物質だ。「総摂取カロリーの二%を超えると生命に危険を及ぼす」とも言われ、動脈硬化のほかにもアレルギー、認知症、脳血管障害、ガン、糖尿病などさまざまな病気との関連が疑われている。

マーガリンだけでなく、パンやスナック菓子によく使われるショートニングに多く含まれているほか、マヨネーズ、アイスクリーム、ドーナツ、フライドチキン、フライドポテトなどあらゆる加工食品に使われている。いわゆるジャンクフードに多いから、「こんなものばかり食べていたら太る」というイメージだけでなく、実質的に寿命を縮める種類の食べ物であることが裏付けられた格好だ。

また、食品に含まれる脂肪の主成分が脂肪酸である。飽和脂肪酸と不飽和脂肪酸に大別されるが、これは炭素のつながり方の違いである。バターやラードなどの動物性脂肪は飽和脂肪酸を多く含み固まりやすい。オリーブオイルやサラダ油などの植物性脂肪や魚の脂肪は、不飽和脂肪酸を多く含んでいて固まりにくいのだ。

同じように肉を多食して、同じような食生活をしている欧米諸国でも、動脈硬化や心筋梗塞が多くて寿命を縮めている国々は、よくない脂肪の摂り方をしていると考えられる。アメリカはさすがにそのことに気がついているらしく、すべての食品にトランス脂肪酸の含有量を表示する義務ができている。単純に脂肪を減らせばいいと信じてきた日本人も、**「よい脂肪」と「悪い脂肪」があると認識を改める必要がある。**

「やせるためには体脂肪を燃やさなくてはいけない」と、多くの日本人は理解しているだろう。後述するように注意すべき点もあるのだが、たしかに体に蓄えられた脂肪は、燃やさなければ脂肪吸引などで物理的に除去しないと取れない。

しかし最近は、脂肪を燃やす脂肪があることがわかっている。「油抜きダイエット」が問題なのは、油をまったく抜いてしまうと、体の脂肪が燃やせなくなる。しかも脂肪は体に欠かせないものだから、糖質から脂肪を作り出してしまうのである。

「油抜きダイエット」でやせたとしても体脂肪率は上がっていることもよくあるし、やつれた不健康な容姿になってしまう。細胞の中に脂肪の成分が含まれていることで、細胞の柔軟性が保たれているからだ。油切れすると干からびた細胞になりやすい。

ということは、**必要な脂肪を摂りつつ、体にため込まれた脂肪を燃焼させる働きのある脂肪を摂るほうが賢い。**たとえばオリーブオイルが体にいいと言われるのは、脂肪を燃やす脂肪だからだ。イタリア料理を食べるときには、パンにはバターではなくオリーブオイルを塗るようにするだけで、「よい脂肪」と「悪い脂肪」の摂取量と比率はかなり改善される。

飢餓への備え以外にも脂肪には役割がある

人間のエネルギー源となるブドウ糖は、体にためておけないので、脂肪の形にして蓄える。よく知られているように、脂肪は一gあたりのエネルギーが九kcalある。

タンパク質は四kcal、炭水化物も四kcalだから、グラムあたりのカロリーが多いのだ。つまりため込む効率がいい。このことから、脂肪は飢餓に備える非常用のエネルギー源としてのみ捉えられがちだ。タンパク質が皮膚や筋肉などの材料としてイメージしやすいのに比べて、飢餓と縁遠くなった現代人にとっては、せいぜい女性の乳房など体のふくよかさに寄与しているくらいにしか思われていない。

脂肪は邪魔なものだから、少ないほうがいいと考えている人も少なくない。しかし、私たちの体は脂肪を上手に使って細胞を再生させたり、新陳代謝を行ったりして日々体を蘇らせているのである。人間に限らず、動物はみんな同じメカニズムを持っている。

多種多様の脂肪には、おそらく一つひとつに何かしらの機能があるはずだ。私は飽和脂肪酸であれトランス脂肪酸であれ、必要最小量があるだろうと考えている。つまり、まったく摂らないと不調が起きるのではないかと思う。

ただ、放っておくとたまりやすいとか、摂りすぎると血液をドロドロにさせて動脈硬化を引き起こすから控えたほうがいいことなどは事実としても、まだ判明していないところで、欠乏すると何らかの影響はあると思う。

細胞の働きに対して脂肪がどんな働きをしているかという考えもなしに、ただ控えるというのは、実はかなり危険なことである。

脂肪が体に与える作用の研究も、基本的に老化や太りにくさ、あるいは心筋梗塞の予防に関してのものだから、現在、悪いとされている脂肪にもいい働きがあるかもしれない。断定できない難しさはあるのだが、少なくとも一律に脂肪の善し悪しを語れないことはご理解いただけると思う。

「よい脂肪」も摂取の比率が重要

脂肪の燃焼に関わるのは、オメガ3《スリー》と呼ばれる脂肪酸である。イワシやサンマ、マグロのトロなど魚の脂に多く含まれ、頭をよくすると話題になったDHAやEPAなどもオメガ3のカテゴリーに入る。

オメガ3は細胞膜を柔らかくする働きがあるので代謝をよくするし、血液循環にも望ましい働きをして脂肪燃焼を助けるのだ。また血圧のバランスを整えたり、血管に弾力性を与えたり、細胞の炎症を防いだりしている。

魚の脂のほか、キャノーラ油やシソ油などα-リノレン酸と言われるものも、オメガ3に分類されている。加熱すると壊れるので生のままで摂ることが大切だ。

神経系、心臓血管系、免疫系などに深く関わり、細胞の炎症反応にも関係しているのがコーン油、大豆油などに多く含まれているオメガ6《シックス》というグループだ。**オメガ6も「よい脂肪」と言われるが、過剰に摂るとオメガ3の働きを邪魔したり、関節炎や喘息などの炎症性疾患を招くとされている。**オメガ6は控えめに摂ることを心がけたい。

オメガ6とオメガ3の割合が、二対一が理想とされるが、欧米人は二〇対一しかオメガ3を摂っていないのだそうだ。オメガ3は魚の脂肪に含まれているから、幸いなことに私たち日本人は無理することなく理想的な比率で摂取できる。

また肉が毎日続くと日本人は食傷気味になって、肉も魚も一日交代くらいで食べたくなるものだ。これが欧米人では、フランスやイタリアを除けば月に一度、寿司バーに行くくらいの頻度だろう。アメリカは大振りなステーキやハンバーガーなど肉が主食のような国だし、ドイツもソーセージを大量に消費する。イギリスも島国でありながら、日常食としての魚といえば、鱈《たら》の切り身を油で揚げてポテトフライを添えたフィッシュ・アンド・チップスくらいである。

トロや旬のサンマのように脂の乗った魚もあるけれども、通常は肉のほうが重量あたりの脂肪の割合が高い。だから欧米人のように毎日肉を食べていると、極端に肉の脂肪を多く摂ることになる。そう考えると、日本人の脂肪の摂り方は決して悪くない。魚から脂肪を摂るという習慣は、これはもう日本人の美徳と言っていいほどだ。

さらに**オメガ9《ナイン》というグループには、細胞の炎症を抑える働きがあり「よい脂肪」とされる。**この代表がオリーブオイル、とくにエキストラバージン・オリーブオイルであり、アボカドオイルにも多く含まれる。意外なところでは、フォアグラがある。贅沢の代名詞のようなフォアグラは、いかにも体に悪そうなイメージがあるのだがオメガ9が多い食物だ。

こうした油は、**できるだけ食材からそのまま摂るほうがよく、調理や加工で加熱しないようにとショーシャ博士は勧めている。**

油の理論には流行り廃りがある

植物性だからとマーガリンがもてはやされたように、脂肪にまつわる学説もころころ変わる。リノール酸がいいと言われた時期もあったし、いまの流行は魚の脂やα－リノレン酸だ。α－リノレン酸は「アレルギーを改善する」「ガンの発生を抑える」などとも言われていて、研究の成果に応じて油にも流行《はや》り廃《すた》りがある。

だからいまの脂肪の理論も、これが最終的な決定版かどうかもまだわからない。よいと言われる脂肪が、もしかすると変わってしまうことがないとは言えない。

ただ、私が言いたいのは「摂らなさすぎ」の問題点である。よい脂肪もあるという認識をしないと、太りたくないからという理由で、寿司屋でもトロだけがまんして食べないような脂肪抜きダイエットをしてしまいがちだ。しかしそんなことをすると、かえって太る。

体にとって脂肪は必要なものだから、入ってこなければ脂肪を作り出してしまうのだ。脂肪抜きのダイエットをすると、炭水化物を脂肪に変えてしまうのである。これが内臓脂肪の原因になりやすい。体が作り出す脂肪がある一方で、体内では合成できないので、食物から摂らなければならない脂肪もある。その一つがα－リノレン酸だ。

基本的に人間の体の組成では、脂肪は一五〜二五％あるわけだから、摂らなければいいというものでは断じてない。「よい脂肪」もあるという点を押さえておきたい。

ただ古い油や、高温や光などで劣化した油はオメガ3であろうがオメガ9であろうが、体に悪いとされている。こうした**酸化した油は避けなくてはいけない。**

ガンで死ぬ国と心疾患で死ぬ国

繰り返し述べてきたように、死因統計から見て「ガンで死ぬ国」と「心疾患で死ぬ国」とがある。長寿化するとガンが増えていくわけだが、日本は一九八一年にガンが死亡順位の一位になり、先進国の中でもかなり早い時点でガンが死亡順位の一位になった国だ。いまでは四人に一人がガンで亡くなっており、将来は二人に一人になるだろうと囁《ささや》かれているくらい「ガンで死ぬ国」なのだ。

一時期、心筋梗塞が増えた時期があったのだが、現在では減少しているし、医学の進歩で助かることも多くなった。現在では死因としての心筋梗塞はガンの一二分の一ほどだ。

問題はあるものの「欧米型の食生活をやめよう」ということで肉の摂取量がそれほど増えなかったことと血管内手技の普及と向上が効いてきたこともあっ

て、心筋梗塞は減っている。圧倒的にガンで死ぬ国になっているのだ。

アンチエイジングと長寿は、必ずしも一致しない。だが、**ガンになりたくないのなら、出来損ないの細胞をできるだけ作らないためにフリーラジカルを増やさない生活習慣が大切になり、免疫機能をどう上げて高く保つかを考える必要がある。**こうした点では、多くの部分がアンチエイジングと重なってくる。

つまりは「ガンで死ぬ国」ならではの健康法だ。

免疫機能を高く保つためには精神的な健康が重要になってくるし、コレステロールの摂らなさすぎも悪影響を及ぼす。出来損ないの細胞を作らないためには、フリーラジカルをなるべく増やさず、酸化を促進するようなことをできるだけ避ける。細胞に障害を与えるタバコは吸わず、紫外線もできるだけ浴びない。「ガンで死ぬ国」という前提を考えると、従来の健康常識は変わってくるはずだ。

そもそも健康常識は、その国に多い病気によって違う。「この国ではこんな病気が多いんだから、こんなものを摂りましょう」という知恵が必要になる。

かつて日本では脚気《かっけ》が国民病と言われていた。第二次世界大戦後、主食が玄米から白米に替わったために、胚芽からビタミンB_1が摂れなくなったこともある。欧米人は肉から摂取できるので少ない病気だが、白米をぎっしり詰めた日の丸弁当ではビタミンB_1の摂りようがない。

日露戦争のとき、兵士にだけは白米を食わせてやろうという日本陸軍の親心が、戦死者よりも何倍も多くの脚気による死者を出してしまったというくらい、ビタミンB_1の不足は恐ろしいのだ。

現代で言えば、**日本は骨粗鬆症が多い国である。**日本は土壌にカルシウムが少ないので、水や野菜に含まれる量も少ないためと言われる。魚から摂っているとはいえ、牛乳を飲む習慣がなかったから、どうしても不足しがちだ。こうした状況に対応して、**カルシウムの摂取を増やすことが健康常識になってしかるべき**だろう。

その意味で、何が国民病かによって健康常識も違わないといけないのに、世界共通のように「肉を減らせ、脂肪を摂りすぎるな」と呼びかけるのは、本当は乱暴なことなのだ。

本当に正しい糖尿病の治療とは

生活習慣病の代表とされる糖尿病は、やはり怖い病気である。動脈硬化を確実に進行させ、微小血管に与える悪影響が甚だしい。糖尿病性腎症、糖尿病性網膜症、糖尿病性神経障害は、昔から糖尿病の三大合併症と言われてきた。

腎臓の微細な血管に障害が起きるのが、糖尿病性腎症だ。進んでくるとむくみや、倦怠感、掻痒《そうよう》感などの症状をきたす。これは尿毒症の症状だから、悪化すると生命に関わるので人工透析が必要になる。現在、透析を受ける患者の半数近くは糖尿病が原因なのだ。週三回、毎回三〜五時間かけて透析を受けるのは大きな負担だし、旅行なども制限されるので生活の質を大きく損ねてしまう。

糖尿病性網膜症は、網膜の血管が傷んで視力低下が起きて、最悪の場合は失明する。高齢者に多い白内障は、レンズが曇った状態だから交換すれば視力が回復するが、網膜は働かなくなっても交換できないので、そのまま視力は失われてしまう。

糖尿病性神経障害にはインポテンツなどの自律神経障害と、しびれや神経痛などの感覚神経障害がある。しびれ程度ですむ人がいる一方で、激しい痛みに襲われる人もいる。私が東大の神経内科で研修医をしているときに担当した患者さんは、痛みでずっともがき苦しんでいた。糖尿病の合併症の中では神経障害がいちばん軽いように言われがちだが、そうでもなさそうだと痛感した。

三大合併症だけでなく、脳の微細な血管が詰まると脳血管性の認知症も引き起こす。中年以降、注意して遠ざけたい病気であることは間違いない。だが、かかってしまったとき治療に際して、いくつか考えなければいけないことがある。

一口に糖尿病と言っても、1型と2型という二つのタイプがある。

1型の糖尿病とは、基本は血糖値を下げるホルモンのインスリンが出なくなる病気である。若年性の糖尿病などと言われるのがこちらで、インスリンが枯渇しているのだから注射で足してやるという治療になる。

一方、2型の糖尿病はインスリンはそこそこ出ているのに、インスリンを感知するレセプターの働きが悪くなる「インスリン抵抗性」が主な原因とされる。これは肥満によって脂肪細胞が出す分泌物が原因になっている。この2型に対して行われている治療も、現状ではインスリンを増やして、血糖値を下げようとするものだ。

糖尿病の内服薬の中でもっとも多く使われているスルホニル尿素という薬は、インスリンを合成する膵臓のβ細胞に働きかけて、インスリンの分泌を促進させる薬である。血糖値が思うように下がらないと、インスリンの注射も使われる。

現在では数種類の、インスリンの抵抗性を改善する、つまりレセプターの感度をよくする薬が出ている。このように少しずつ医学は進歩しているとも言えるが、治療の主流は、インスリンのレセプターが正常に働かなくなっているにもかかわらず、インスリンを増やす、足すという治療に頼っているわけだ。

ここで問題なのは、インスリンは十分出ているのに、足してやる治療の是非である。

かつてインスリンは高価だったこともあって、長期投与されなかった。外から足すのは、膵臓を休ませて回復させるという考え方に拠っていたのだが、一九八〇年代になると遺伝子工学の応用でインスリンの合成が実現したこともあって、ずっと打ち続けることが可能になり、いまでは長期投与のほうが一般的になっている。

たしかにインスリンを注射すると血糖値が下がる。うまくコントロールできているように見えるけれども、本当は違う。二四時間測定しているわけではないから、寝ている間に血糖値が下がりすぎて、震えや動悸《どうき》、意識の混乱、昏睡といった低血糖症状を起こしてしまうような厄介な問題がついて回るのだ。

またインスリンを足してやると、肥満が起こりやすいという問題もある。つまり肥満が原因なのに、肥満にさせやすいという矛盾を抱えながら投与を続けることになる。

こうした問題があるので、安易にインスリンを足してやるよりは、**食事を改善して血糖値の乱れを少なくすることや、**脂肪が多いとレセプターが正しく働かなくなるのだから、**運動によって筋肉を増やし、肥満を解消するなど、原点に帰ってレセプターの機能を正常化することに力点を置くべきだという考え方をする医者も少なくない。**

高い血糖値を無理に下げるべきではない

私たち老人医療の専門医は、以前から低血糖の害が大きいことを体験してきた。

つまり、若い人の血管は血液が通る場所が広いわりに壁が薄いのだが、歳を取ってくると誰でも動脈硬化が起こって、血管の壁が厚くなり血液の通り道は狭くなる。この状態で低血糖を起こすと、脳にブドウ糖が届きにくくなるために、意識が混乱したり言葉が出なくなったりと、簡単にボケたような症状が出

糖尿病とアルツハイマー型認知症

	アルツハイマー型認知症	非アルツハイマー型認知症	計
糖尿病	3(8.8%)*	31(91.2%)	34(100%)
非糖尿病	65(27.9%)	168(72.1%)	233(100%)
計	68(25.5%)	199(74.5%)	267(100%)

*:$p<0.03$(編集注:数値の差が偶然に生じた確率は3%未満)　板垣(1992)

るのだ。現実に臨床の現場では、「どうも糖尿病の人のほうがボケないね」とよく言っていた。

私も勤務していた浴風会病院の板垣晃之医師の研究に、生前、糖尿病だった人と糖尿病ではなかった人の脳を解剖した比較がある。上の表に示したとおり、糖尿病があった人はアルツハイマーが八・八%と、なかった人の二七・九%に比べてずっと少ない。

もっとも一九六一年以来、福岡県久山町の住民を対象に行われている生活習慣病の疫学調査「久山町研究」では、逆の結果も出ているので、断定はできないのだが、**高**

齢者では血糖値が高いことはそれほど害にはならないのではないかと思われる。実際に浴風会の老人ホームで五年後、一〇年後に何パーセントの人が生きているかを調べた生存曲線を見ると、正常と境界と糖尿病でまったく差がなかったのだ。

どうも糖尿病に関しては血糖値を下げればいいというものでもないし、低血糖の害が大きいこともわかってきた。ということもあって、浴風会病院では伝統的に高齢者の糖尿病を治療しなかったり、血糖値を高めでコントロールする治療が行われてきた。事実、高血糖でたちまち死亡することはめったにないが、低血糖は短時間で死を招く。つまり**糖尿病では、血糖値が高いこと自体が問題なのではなく、動脈硬化を進めることこそが厄介な事柄なのである。**また久山町では原則的に糖尿病は全例治療をしているので、治療による低血糖のダメージがアルツハイマーを増やしている可能性も否定できない。

二〇〇八年二月、医学界でもっとも権威のある医学雑誌の一つ『ニューイングランド・ジャーナル・オブ・メディシン』に、糖尿病治療の成否を大規模調

アコード調査の結果

	アコード調査(ACCORD)	
対象	●２型糖尿病患者 ●ヘモグロビン(Hb)A1c7.5%以上 ●心血管疾患既往または高リスク ●40〜79歳	
実施地域：実施期間	北米：2001年から３年半	
治療目標	●強化療法群：HbA1c6%未満 ●標準療法群：HbA1c7〜7.9%	
	強化療法 HbA1c<6%	標準療法 HbA1c7〜7.9%
人数(人)	5,128人	5,123人
平均HbA1c(%)	6.4%	7.5%
死亡率(%)	5%	4%
低血糖症(%)	16.2%	5.1%

査した結果が発表された。

「アコード調査」と呼ばれるアメリカのこの研究は、血糖値を厳格に管理したほうがそうでない場合と比べて生存率が向上することを検証しようと、二〇〇一年に始まったもので、対象としてアメリカとカナダで一万人以上の糖尿病患者を追った信頼度の高いものだ。

昨今、糖尿病の検査では、血液中にブドウ糖と結びつくヘモグロビンの割合を見る「ヘモグロビン（Hb）A1c」が指標としてよく使われる。人間ドックなどの血液生化学検査の項目にもあるからご存じの人もいるだろう。この数値は過去一～二カ月の血糖状態を表し、五・六％未満で正常、八％以上が続くとさまざまな合併症が出ると言われてきた。

アコード調査では、ヘモグロビンA1cが七・五％以上の一万人以上を対象に、四〇～七九歳の死亡率を調べた。その結果、ヘモグロビンA1cを厳格に六％未満にしようと強化療法を行った五一二八人と、七～七・九％を目指して緩やかに治療する標準療法の五一二三人とでは、前者の強化療法の死亡率のほうが有意に高かったのだ。

前ページに示したように、強化療法の死亡率は約五％、標準療法では約四％で、わずかな差にも見えるが、強化療法の死亡者は二二％も高かったことになる。対象人数が多いので、これは明らかな違いである。加えて低血糖の弊害も非常に多かったために、調査は三年半で中止されたのだった。

二〇一〇年の一月には、やはり世界トップレベルの医学雑誌『ランセット』に、血糖値を正常近くに下げると死亡率が上がるという研究が載った。これは

「ヘモグロビンA1cをどこまで下げた場合が、もっとも死亡率が低いか」という研究で、アコード調査よりもさらに規模が大きく、四万八〇〇〇人を対象にしたものだ。

その結果、七・五％前後までは下げるほど死亡率が下がるのに、七・五％前後を切ると下げるほどに死亡率が上がってしまうことが判明した。

結局のところ**糖尿病の人の血糖値を、正常域まで持っていくのは危ない**というのが世界の趨勢《すうせい》である。

こうした調査研究について、日本の糖尿病専門医はさまざまな解釈をしている。

たとえば「肥満した人もそうでない人も区別していないから、強化療法の対象者に肥満が多かったのではないか」とか、「もっと早期で発見して動脈硬化が進んでいなければ、やはり血糖値は正常まで下げたほうがいい」などと唱える人もいる。

しかし当然のことながら、こうしたデータを無視するわけにはいかない。いま糖尿病の治療を受けている人に関しては、下げすぎのリスクのほうが大きいことが明らかになったわけだ。少なくとも2型の糖尿病については、インスリンが出ているのにレセプターの働きが劣化しているのだから、先述のようにレセプターの働きの方を改善するほうが本質的で賢明だろう。

血糖値は低いほうがいいとか、コレステロール値も低ければいいといったこれまでの常識は、高齢者の多い社会では変わってくる。**低カロリーで低栄養だと老けてしまうし、何ごとにも低いほうがいい、寡少《かしょう》なほうがいいという素朴な信仰は、そろそろ捨て去るべき**だと考えている。

メタボとうつ病

コレステロール値が高い人のほうが、うつ病にかかる人が少ないし、かかっても治りやすい。

うつ症状が起きる原因を細胞レベルで見ると、シナプスにおいて神経伝達物質の受け渡しがうまくいかない状態だ。シナプスとは神経細胞の接合部で、ごくわずかの隙間がある。電気信号で届いた刺激は、化学信号のような働きをする神経伝達物質に転換されて放出され、この隙間を伝わるのだが、神経伝達物質のセロトニンをレセプターがうまく受け止められず、やる気や気分の停滞を招いていると考えられているのがうつ病である。

いま、うつ病の治療で多く使われている薬は、シナプスの中でセロトニン濃度を高める働きをする。うまくレセプターが受け止められなかったセロトニンは、放出側に再取り込み（吸収）されてしまうのだが、この薬はそうさせないようにブロックする。そうすることで隙間のセロトニン濃度が高くなって、刺激が伝達されるようになるのだ。

これがいま、旧来の抗うつ剤よりも副作用が少ないとされて流行している抗うつ剤のＳＳＲＩ（Selective Serotonin Reuptake Inhibitor＝選択的セロトニン再取り込み阻害薬）である。ただしＳＳＲＩによってシナプス内での再取り込みを妨げて、セロトニン濃度を高めることはできても、放出されるセロトニンは増えてはいない。少ないセロトニンでは多少濃度を高めても、やはり絶対量が少ないから、最終的にはうつ症状が改善しないこともありうる。

セロトニンの材料になるのは必須アミノ酸の一つ、トリプトファンで、これは肉類に多く含まれる。セロトニンを脳へと運ぶコレステロールも肉に含まれているので、やはり肉をしっかりと食べている人のほうが、うつになりにくいと考えられる。

昨今、覇気のない若い男性が「草食男子」と呼ばれるが、いつまでも元気でつややかとしている中高年は「肉食系」ということになるのだろう。実際、**歳を取っても元気な人は肉を避けたりしないようだ。**

セロトニンは「幸せホルモン」とも言われている。セロトニンが潤沢な状況では多幸感があって、何となく幸せそうにしていられるからだ。すき焼きを食べると幸せな気分になったり、焼き肉を食べて元気が湧いてきたりするのは、こんな裏付けもあるわけだ。

脳も栄養状態が足りているときのほうが幸せでいられる。ブドウ糖が多いときのほうが満足感があるし、足りないとイライラする。基本的に脳の低栄養は不幸感につながるから、無理なダイエットはうつを招きやすいのだ。

拒食症で亡くなるときは、飢餓状態でやせ衰えて死ぬようなイメージがあるけれども、思いのほか多いのが心臓系の突然死と自殺である。

メタボ対策に熱心になるあまり、過激なダイエットをしたあげくうつになったのでは本末転倒だ。食事をがまんするのもほどほどにしないと、何のための節制なのかわからなくなってしまう。そもそも美味しいものを食べないこと自体、幸せの大切な要件に背を向けている。歳を取っても、文字通りに「口福」を堪能したいものである。

メタボと脳の老化

食べたいものをがまんする生活をずっと続けて、長生きできるかどうかは怪しい。動物実験ではたしかに飢餓状態に置いたほうが長く生きるわけだが、少なくとも人間で疫学的に当てはまるというデータはない。

漢方医学の考え方だと、食事を摂らない、摂れないことがもっとも注意しなければならないことらしい。**幸福な体験は免疫機能を上げるし、感情の老化も予防する。うつにもなりにくい。栄養面もさることながら精神医学の意味からも、食べることを断じて軽視してはいけない。**

繰り返しになるが、メタボ対策としてやせたりコレステロールを下げたりすることが動脈硬化の予防になるかどうかは、はっきりとはわかっていない。動脈硬化と関係の深いはずの虚血性心疾患でも、しばしば例外が報告される。

フィンランドで四〇歳前後の管理職を対象に、厳格な健康管理を行ったグループと放置したグループとを比べたら、前者のほうが自殺、ガンとともに心筋梗塞も多かった。コレステロール値も含めて、厳格に健康管理をしているのだから、少なくとも動脈硬化が抑えられて心筋梗塞は減少するはずである。だが、このデータでは違った。動脈硬化だけではなくストレスの問題など、さまざまな要因があるのかもしれない。

動脈硬化の予防に限らず、メタボ対策そのものにどのくらいの有効性があるか、否定的な声が高まっている。メタボ対策を徹底すると、まず確実に神経伝達物質が少なくなることは考慮しなくてはならない。結果、うつになりやすく老化も進みやすい。

一方、美味しいものを食べて自然に笑顔になるような体験は、前頭葉を刺激する。感情の老化が前頭葉から始まることを考えると、グルメや食べ物にまつわる興味を遠ざけてしまうのは、決して得策ではない。

いわゆるメタボ対策は、動脈硬化系の疾患予防にすぎないし、しかも効果のほどはあまり当てにならない。そのわりに、心身の老化を進める危険が大きいと私は考えている。もちろん、野放図な暴飲暴食や極端な偏食は勧められない。しかしがまんや節制がメタボ対策になって健康にいい、老化予防にもなんらかのがまんが必要であるなどとは考えないほうがいい。

四〇代、五〇代を対象にした雑誌にグルメのページは必ずある。垂涎《すいぜん》の名店から安くて美味な穴場まで「美味しいものの情報」は、行ってみたい、食べてみたいという欲望を喚起する。テレビのグルメ番組も、よく見ているのは中高年だ。

「あの店の和食を一度味わいたい」「今度はあの店の寿司を食べに行こう」といった高揚感や、「ついにミシュランで三つ星の店の予約が取れたぞ」という興奮など、確実に前頭葉を刺激する体験だ。

食べ物やワインなどに造詣《ぞうけい》の深い人、グルメな人は元気で長生きという印象があるのは、脳が若々しいのだと考えられる。統計には出ないものだから経験則になってしまうが、私が作家・文化人の世界を見る限り、**グルメの人は若々しくて年齢を重ねても活躍されている人が多いのだ。**

食事をおろそかにするのは節制とは違う

節制やがまんは日本人の美徳になりやすい。とくに中高年はその傾向が強い。

一九八〇年代、鈴木善幸内閣の臨時行政調査会会長を務め、行政改革の先頭に立った土光敏夫さんは、第四代の経済団体連合会会長も務めた大物財界人でありながら、暮らしぶりは非常に質素で知られた。メザシと味噌汁という夕食がテレビで紹介されて、「メザシの土光さん」として一躍有名になった。節制・節約ぶりが日本人の琴線に触れたのだ。

しかも八〇代半ばにして行政改革で活躍した後、九一歳で亡くなった長寿の人だったから、いまでもこうした仙人のような老い方が理想のように思われている。

けれども、おそらく長寿の人としては例外的である。例外的な人のほうがメディアで取り上げられやすいし、印象的だ。

だが、食事から摂るタンパク質が少なくなると、セロトニンなどの神経伝達物質も減ってくる。あるいは、朝食抜きの日は何となく体がだるくてぼうっとするように、ブドウ糖が足りないときはアクティビティが落ちる。

活動性が低下して体を動かさなくなるから、こうした状態が続くと体は確実に衰える。

あるいはうつっぽい気分になって、若返り欲求も減退していく。

私は老人ホームなどで多くの高齢者を見ているけれども、**「食べること」は大きな楽しみになっていた。とくに中高年以降、前頭葉を刺激する快い体験になる。**恋愛やギャンブルも前頭葉を強く刺激する体験だが、五〇代にもなるとそうそう簡単に恋愛ができるわけでもなく、ギャンブルも日本では競馬などの公営ギャンブルか、パチンコぐらいである。その点、贅沢なグルメならずとも「食べる楽しみ」は、誰にもできて脳を活性化させる効果的な方法である。

がまん型の生活をしていると食事も簡素になりがちだ。食事に興味を失い、ないがしろにしていると肉体的にも精神的にも人間を老化させてしまう。真面目すぎる日本人の場合、空腹、痛みから性欲までがまんは美徳であり、歳相応に健康的と思われているようだが、これは迷信と言っていい。

節制と食事をおろそかにすることは違う。メタボ対策は誤った努力を誘いがちなので、あえて注意を呼びかけたい。

第3章

クロード・ショーシャ博士のアンチエイジングメソッド

中高年以降のやせ願望の悪循環

前章でも少し触れたように、ダイエットをすると人間の体は逆に脂肪をため込みやすくなる。つまり食事制限によって栄養不足になると体は、少ないエネルギーでも生命を維持できるように、必要なエネルギー消費を減少させる。

山中で遭難した場合や大海原を漂流したようなときには、この機能のおかげで生還できるわけだが、最小限のカロリーを最大限に吸収しようとする体になるので、少しのカロリーオーバーでもリバウンドしやすい。すなわち、脂肪がつきやすい体に自己改造しているようなものである。

このこと以外に、中高年以降のやせ願望では二つの悪循環が起こりやすい。

第一の悪循環は、**食事制限することで全般的にさまざまな栄養を摂り損なうことから始まる。**タンパク質、コレステロール、脂肪といった栄養素が不足すると、たしかに外見はやせて見える。しかし肌のつやが悪くなったり、白髪が増えたり、髪の毛が減るなどして貧相な姿になりかねないわけだ。頑張ってダイエットを続けると、ますます外観の悪さにつながって、とりわけ**中高年以降は老けて見られがちになる。**

もう一つの悪循環は、細胞レベルで起きる。ほとんどの生物は「解糖系」と言われるサイクルによって、糖を分解してエネルギーを作り出している。もちろん人間もその例外ではなく、しかもこのサイクルで得られる物質を利用して、酸素を使った代謝で脂肪を燃焼させているのである。

酸素を使った代謝回路（サイクル）はTCAサイクル、クエン酸回路などと呼ばれている。炭水化物、脂肪、タンパク質などを水と二酸化炭素に完全に分解し、ATPという非常に大切なエネルギー物質を効率よく生産するのだ。すなわち「脂肪を燃焼させる」ためには、このTCAサイクルがきちんと働いていることが必須の条件なのである。

こうしたサイクルを滞りなく回していくためは、さまざまな酵素、補酵素、ビタミンが必要だ。酵素とはエネルギーの代謝をはじめ、消化・吸収から排泄まであらゆる場面で活躍するタンパク質の一種である。この酵素が働くために不可欠なのが、ビタミンやコエンザイムQ10などで知られている補酵素である。

「食べない型ダイエット」では当然、なにがしかが不足した状態になるから、サイクルの途中で引っかかる部分が出てくる。サイクルの回りが悪くなるのである。

エネルギーを作り出せないし、脂肪もうまく燃焼しない。つまり**細胞や分子のレベルから、老化した体になってしまう**ことを意味している。

若者がたくさん食べているわりに太らないのは、筋肉が多くて基礎代謝が大きいからと説明される。たしかにそれは間違いではないけれども、こうしたサイクルが若いときは比較的きちんと働いているからだ。このような細胞レベルのケアができていないと、中高年の場合はトレーニングをしてもやせられないし、老化を押しとどめることもできない。

体を若返らせることでスリムな体に

昨今の新聞は広告収入が激減したために、以前なら掲載されなかったような広告が載っている。その一例が健康食品やダイエット食品である。若者は新聞を読まないから、中高年向けの商品が毎日のように載っている。雑誌にはもっと怪しげな、即効性を謳《うた》う商品があふれ、インターネットとなると「やせ情報」の治外法権である。つまりは、それだけ「やせること」への関心が高いという証拠である。

しかし「なぜやせたいのか」「何のためにやせるのか」を見失うと、「ただやせればいい」「体重が減ってよかった」ということになりがちになる。

たとえば一カ月で一〇キロもやせるようなダイエットは、どう考えても危険である。心理的なストレスのために猛烈な過食をして一カ月に一〇キロ太ったという人ならともかく、そうではない人が短期間でこれだけやせたと誇るような広告は、人間の健康や老化予防を、まったく考えていないと言って過言ではない。

やせることが目的になっているから、それこそ甲状腺ホルモンやエフェドリンなどを与えて、強引に基礎代謝を増やすようなクリニックも現れる。極論を言えば、体の脂肪細胞を取り去ってしまう方法もあるだろう。いわば反則技だが、医師の処方による相当に無理な方法も横行している。もはやこれは寿命と引き替えのようなもので、やせることが自己目的化すると、体に与える悪影響も考えられなくなってしまうのだ。

「美しい体でいられるのなら、六〇歳で死んでもかまわない」という人もいるかもしれない。しかし、体へのダメージは確実に老化につながるから、かえって肌つやを悪くする。そこでさらにヒアルロン酸だのコラーゲンだの、効果が実証されているものから怪しいものまで、対症的に試していくことになる。

ダイエットとは本来、健康を保つための方法である。体重を減らしても健康でなくては美しいとは言えない。そのためには、内臓から健康にならなくてはダメなのだ。

スリムな体を目指すのは、若返って健康を維持して人生を謳歌するためだ。美味しいものを食べ、異性からモテて、同性から少し羨《うらや》まれる。着たい服が似合い、何歳になっても颯爽《さっそう》と動ける体と心を保っていたいなどの願いをかなえるためである。現役で仕事を持っている世代なら、いまは「見た目」が果たす役割が大切なことも熟知されているだろう。

本章で紹介する**クロード・ショーシャ博士の考え方は、やせることよりもアンチエイジングのほうが目的としては大きい。食事の量を減らすよりも、「食べても太らなかった時代の体」に戻すことを重視している。**この点に、私は強く賛同したのである。

ショーシャ博士の方式では、「一カ月で一〇キロやせた」式の広告のようなやせ方はしない。いままでどおり食べていても、これ以上太らずに体重が維持されたり、少しずつやせていく理想的な体を作る方法、それがショーシャ博士のメソッドなのである。

体の酸化をどう防ぐ

三〇代も半ばを過ぎると、若いころと同じように食べていると体重は増えていく。

これをスポーツクラブなどでは「年齢とともに筋肉の量が減って、基礎代謝が下がるから」と説明している。もちろん間違いではないけれども、ショーシャ博士は、ある種の老化現象が原因なのだと考える。

加齢によって起きる必然的な変化ではなくて、本来は避けられるのに、生活習慣などによって年齢以上に体が老化して代謝も悪くなるなどした結果、太るというのである。**若いころは健康に活動していた臓器や細胞の機能が低下して、脂肪をため込みやすくなる。やせにくい体質は老化が進んだ証拠なのだ。**

老化を遠ざけて若返るために避けなくてはいけないこととして、ショーシャ博士が挙げるのが「体の酸化」である。金属が酸化した状態が錆だから、ぼろぼろに古びた状態もイメージしやすいだろう。酸化によって体は確実に古びてしまう。

この酸化の原因になるのが細胞の炎症だ。つまり**「細胞の炎症」こそが老化の原因になると言ってよい。**私たちの細胞は細胞膜によって包まれているのだが、**「炎症」とはこの細胞膜に傷ができた状態である。**

たとえば足首を捻挫すると、腫れ上がって痛んだり熱を持ったりして炎症になる。これは靭帯《じんたい》や周辺の組織の傷を修復するために、さまざまな物質が分泌されている証拠である。細胞膜が傷ついた場合は、細胞レベルで同じことが起きるのだ。細胞膜を構成する物質のバランスが崩れ、細胞に栄養が届きにくくなったりする。

のみならず細胞膜が傷つくと、細胞内に大量のフリーラジカルが侵入して体を錆びつかせる。活性酸素に代表されるフリーラジカルは、電子を一つ失って不安定になった分子のことだ。細胞を作っている物質の分子から電子を奪うと、奪われた分子はまた別の分子から電子を奪おうとする。こうして細胞の中はひどく傷つけられて錆びついていく。細胞の中心で遺伝子のコードを書き換えてしまうと、コピーされたときに、出来損ないの細胞になったりするのでガンの原因にもなるのだ。

フリーラジカルは実に厄介な存在で、活発になると細胞を破壊して細胞壁に傷がなくても炎症を起こしてしまう場合もある。そこからまた右のごとく細胞を傷つけて体を錆びつかせていく。

私たちは吸い込んだ酸素によって、糖や脂肪を燃やしてエネルギーを得ている。ところがこの燃焼が不完全なため、フリーラジカルを生み出してしまう。酸素なしには生きられないが、酸素によって錆びつきも起きる。

だから体を錆びつかせる酸化自体は病気ではなく、自然な現象だ。細胞の炎症も避けたいことではあるけれども、歳を取るほど、ある程度の炎症は避けられない。であれば、**その炎症反応を増やさないようにしよう、広げないようにしようというのがショーシャ博士の理論である。**

「見えないアレルギー」が酸化を促進する

細胞の炎症の原因として、ショーシャ博士が重視しているのが慢性型のアレルギーである。アレルギーというと多くの人が思い浮かべるのは、牛乳アレルギーや卵アレルギーのように直ちにアレルギー反応が起きて、体中がかゆくなったり発疹が出たりといった症状が現れる急性型のアレルギーだ。

春先に日本人の多くが悩む花粉症もその典型だ。花粉に対するアレルギー反応によって、ヒスタミンという化学伝達物質が出て鼻水がだらだらと出る。クシャミが出て、目がかゆくなって涙もボロボロ落ちる。

少し詳しく説明すると、急性型アレルギーでは原因となる物質（アレルゲン）が、ある種の細胞の表面にあるIgE抗体と結合することでヒスタミンなどが放出されるのだ。抗アレルギー剤の基本的なメカニズムは、ヒスタミンの遊離を抑えるものである。

一方、IgG抗体によって起きるのが慢性型アレルギーだ。こちらは急性型のように直ちに派手な症状が出るわけではない。診断するには、そのための検査が必要で費用もかかるために一般的には注視されていないが、これもまたアレルギーなのである。

読者の中にも「リンゴを食べて二時間後に口の中がかゆくなった」「ハムを食べたらしばらくして気分が悪くなった」など、少し体調が悪くなるような経験をした人がいるかもしれない。もっと軽くて本人も気づかない場合もある。

急性型に比べて症状が軽いから問題がないかというと、そうではない。

慢性型アレルギーでは、とくに腸の炎症反応を引き起こし、細胞膜の炎症によって酸化が進んだり、細胞内に栄養が届きにくくなったりする。ひどい場合には細胞膜を傷つけてがんのもとになることもあるという。**腸は食物を消化吸収する器官であるとともに、体の免疫細胞の実に八〇%が小腸に存在している。腸の健康に注意を払うことが老化予防に大切なのは、こうした理由があるからだ。**

言い古されたことだが、腸の中にはおよそ五〇〇～一〇〇〇種類もの細菌が兆の単位で生息し、人間と共生している。腸内細菌は、消化吸収を助けるなど有用な働きをする善玉菌と、有害物質を作り出す悪玉菌、どちらか優勢なほうに加担する日和見菌に大別され、それぞれでバランスを取っているわけだ。

酸化が起きると悪玉菌が増殖し、日和見菌も加勢して腸内環境は急速に悪化する。下痢や便秘になって、放っておくと老化が進行するし、ガンや生活習慣病にもつながっていく。とはいえ、悪玉菌もまったく悪いわけではなく、完全に除去しないほうがいいらしい。悪玉菌がいることで、真菌と呼ばれるカビの仲間の侵入を防いでいるためだという。

ショーシャ博士は「腸内のお花畑」と呼んでいるが、百花繚乱のうちに善玉菌の優勢を保つという、バランスが重要なのだ。

ヨーグルトを食べる地域は長生きだと言われてきたのは、善玉菌の代表的な存在であるビフィズス菌を支援して腸内細菌のバランスを整える作用があるためだ。古くからの生活の知恵だが、理に適った老化予防として実践したいことである。

五年後、一〇年後にわかること

ＩｇＧ抗体が出るタイプの慢性型アレルギーが、体にどんな悪影響を与えているかに関しては、いくつかの異説がある。大して悪さをしていないという論文もあって、学問的にコンセンサスが得られている段階ではないが、何かしらの問題を引き起こしていることは経験的に推察される。ＩｇＧ抗体の検査をして、そのアレルゲンを摂らないようにすると体調が改善して太りにくくなるからだ。

アンチエイジングに限らず医学の分野では、「経験」は大きな要素である。それは、こんな例からも説明できる。たとえば新しい血圧の薬が出たとしよう。従来の薬は肝機能障害が三％発生していたのに、この新しい薬では一％しか起きないという触れ込みである。となると、新しい薬のほうがいいと考えるのは当然だ。だからこそ厚生労働省も認可を与え、以前の薬より高い薬価をつけるわけだ。

ところが、ここに見逃せない落とし穴がある。新しい薬は何段階もの厳密な試験を経て市場に出てくるのだが、実際に一〇年間飲み続けたときに、なんらかの副作用が出るのか出ないのか、効果はどのくらいあるのかといった点はわかっていないのである。

以前からある薬では、一〇年後の死亡率（薬を飲んだことによる死亡率だけではなくて、その薬を飲むことで脳卒中などにもなりにくかったという意味）がどの程度のものかといったことも含めて、長期間飲んだときの安全性がおおむねわかっている。

最近、浸透してきた「根拠に基づいた医療（EBM＝evidence-based medicine)」の考え方では、多数の対象者が五年後、一〇年後にどうなっているかを重要視する。最新技術は一見よさそうでも、長期間を経たときの有効性について、答えを持っていないのである。

私がショーシャ方式を信用するのは、まさにこの点である。

博士が同じやり方を二〇年、三〇年と使ってきて、うまくいっているからだ。現実に**IgG抗体によるアレルギーが出ている人に、原因となっている食品を摂らないように指導すると体調がよくなる。五年後、一〇年後も調子がよいという実例が豊富にある。**

もちろん今後、新しい分子生物学が出てきて、別な理由が見つかることもあるかもしれないし、逆に有効性が立証されるかもしれない。いまの時点ではわからないけれども、はっきりしているのは、IgG抗体型のアレルギーが存在することと、博士の対策が長期間にわたって奏効しているということだ。

ショーシャ博士の仮説によると、慢性型アレルギーが腸に炎症を起こしたり、酸化を進めたりする。その結果、腸の透過性や腸内細菌のバランスに悪影響を与えているのだとされる。この状態が数日間は続くというのだが、IgE抗体型のアレルギーのように目立った症状が出ないから、誰も気づかないし問題視しないのだ。せいぜい「何となく体がだるい」と思う程度の人が多いのだろう。「オナラがどうも臭い」というサインくらいで見落とされてしまう。だが、その間に老化が進んでいることになる。

つけ加えると、花粉症などIgE抗体型の急性型アレルギーも、細胞の炎症を引き起こしている可能性が高い。ときどき**「できるだけ薬は飲まないで、がまんしたほうが体にいい」と信じている人もいるけれども、辛い症状は抑えたほうがアンチエイジングになる。**

毎日の生活で避けたい食品、摂りたい食品を知る

通常では気がつかないアレルギーを見つけ、アレルゲンとなっている食べ物を避けることで、体の酸化が抑えられ、老化を食い止められる可能性は高い。ショーシャ博士のクリニックでは、腸内細菌の状態も検査している。尿からわかるのだという。

ただ残念ながら、こうした検査にはそれなりに費用がかかる。

もともと日本の医療制度では、予防医学には一切カネを出さないということもあるし、最近は保険財政が厳しくなっている。スギ花粉症の人がほかのアレルギーもないかと調べる急性型のＩｇＥ抗体の検査でさえ、保険が利くのは一回の検査でせいぜい一〇種類ぐらいまで。慢性型のＩｇＧ抗体を何十種類も調べるのは数万円かかる。私のクリニックでもＩｇＧ抗体の検査を基本セットに組み入れているので、約一二〇種類の食物などのアレルゲンについて一気に調べられることを考えるとお得だとは思う。

このような検査をしたほうが、もちろん慢性型アレルギーは正確に判明する。だが、それだけの費用をかけないとまったくわからないというわけでもない。自分の体の声に耳を傾ければ、食物アレルギーは発見できる。食べたものを全部書きとめておいて、体がだるいとか、何となく気持ちが悪いといった感覚があったとき、数時間前に何を食べたかチェックするのだ。気になる症状になる前に、いつも同じものを食べているようなら、それがアレルゲンである可能性が高い。

こうした「食べ物日記」は、レコーディングダイエットと呼ばれて『いつまでもデブと思うなよ』（岡田斗司夫著、新潮新書）で有名になった。やせる方法としてだけでなく、慢性型アレルギーに気づくためにも有用だ。何が自分に合わないのか、気づくだけでも酸化防止にかなりの違いが出てくる。

「これを食べると何となく体がだるい」「これを食べた日はオナラが臭い」というのは、体内でよくないことが起きている、知らない間に体の酸化が起きている、というサインである。それに気がつけば、自分でアレルゲンとなる食品を避けられる。

毎日の食生活で誰にでも勧められるのが、酸化を防いで老化予防の効果が期待できる食品を摂ることだ。先に、ヨーグルトを食べると腸内細菌のバランスを整えられると述べたが、酸化防止に日常の食事で取り入れたい食品がいくつかある。

細胞の炎症を抑える働きで注目されるのが、エキストラバージン・オリーブオイルに代表されるオメガ9《ナイン》の油である。ショーシャ博士も、自分のオリーブオイルを持ち歩くほどのオリーブオイル信者だ。ワインを日常的に飲む国は、心筋梗塞の死亡率が低いというフレンチパラドックスについても触れたが、こうした国々はオリーブオイルをよく使うという共通点もある。**酸化予防という観点からも、日常的に使うことが望ましい。**

ワインに含まれるポリフェノールは、心筋梗塞の死亡率を下げていると考えられており、誰もが認める抗酸化物質の代表だ。私自身、ワインの愛飲者としてこれは正しいだろうと信じている。体にいいことを何もしていない私だが、「いつまでも若いですね」とよく言われる。心当たりといえば、美味しいものを食べることと、ワインのポリフェノールしか考えられない。

タイムリー・ニュートリションの原理

ショーシャ博士の理論には、「タイムリー・ニュートリション」という柱がある。

臓器は二四時間、休みなく働いているわけではなく、それぞれに活動している時間帯と休んでいる時間帯がある。消化に関わっている肝臓、膵臓、腎臓、胃は代謝のリズムが大きく異なっている。にもかかわらず、私たちはこのリズムを無視して食事をしているので臓器を無理に働かせており、その負担のためにホルモンバランスなどが崩れてしまう。これもまた細胞の炎症の一因であるという。

だから**臓器の活動時間に合わせて最適な食事をすれば内臓の負担が少なく、細胞の炎症も少なくてすむ、というのがタイムリー・ニュートリションの基本的な考え方だ。**さらに血糖値が急激に上下すると肥満や老化の原因になるので、それを避けるために食事の回数を増やして、一回あたりの量を減らすことを勧めている。

すなわち朝食（七～九時）、昼食（一二～一四時）、間食（一五～一六時）、夕食（一九～二一時）に、それぞれの時間帯で臓器の活動に合った食事を取るのである。具体的に説明しよう。

・朝食

朝は肝臓が活発になっていく時間帯だ。脂肪を代謝してタンパク質の合成が、午前一一時ごろのピークに向けて高まっていく。だから、**朝食では一日のエネルギーの元になる脂肪と、新しい細胞の材料となるタンパク質を摂るのがよい。**

良質な脂肪とタンパク質の豊富な卵、魚、鶏肉などが勧められる。エネルギーを効率よく燃焼させるためには、少量の炭水化物も必要なので、ご飯一膳とかパン一枚くらいは食べたほうがよい。抗酸化物質を含む野菜も摂りたい。そう考えると野菜の入った味噌汁にご飯、焼き魚と卵料理という日本の伝統的な朝食メニューは理想的だ。ショーシャ博士は「世界一素晴らしい」と誉めている。

朝食を甘い菓子パンとコーヒーで済ませる人もいるかもしれないが、実はこれはもっとも内臓に負担をかける。朝は膵臓が不活発なために、糖分を分解するインスリンの分泌が十分ではない。そんなところに吸収の早い糖が入ると、膵臓の負担が大きくなって細胞に炎症が起きる原因となる。同じ理由でコーヒーには砂糖を入れないことだ。

さらに言えば、コーヒーよりもお茶がよい。お茶に含まれるポリフェノールの一種、カテキンは抗酸化作用が強いからである。

・昼食

肝臓の代謝機能が高まっている時間だから、やはり**タンパク質をメインに摂ることが好ましい。**タンパク質が体を作る材料であることは改めて述べるまでもないが、グルカゴンというホルモンの生産にも関わっている。このホルモンが、タンパク質を分解したアミノ酸二九個を組み合わせて作られるためだ。このグルカゴンは体に蓄えられていた脂肪の分解を促進して血中に放出させ、燃焼できる状態にする働きをしている。すなわち脂肪の燃焼のためにも、タンパク質をしっかり摂ることが欠かせない。

一日に必要なタンパク質を肉から摂る場合、身長から計算できる。牛肉などの赤身肉と鶏肉などの白身肉では、体内におけるタンパク質の効果が異なるため、必要量も違う。

赤身肉では〈身長（㎝）＋一〇〇〉で計算するので、身長一七〇㎝の人なら一七〇プラス一〇〇で二七〇gとなる。白身肉なら〈身長（㎝）－四〇〉なので、同様に一七〇マイナス四〇で一三〇g。これを朝食と昼食で摂るのである。これは日本人にとってはかなり多く感じられるかもしれないが、実はこのくらいが理想なのである。

昼食ではとくに野菜を摂ることを勧めている。生野菜はビタミン類や酵素も豊富なので、先述した代謝のサイクルを円滑にする。昼にサラダをたくさん食べるのは賢明なのだ。ポイントは、**ドレッシングにエキストラバージンオリーブオイルを使うことだ。**

さらに、少量の炭水化物も効率のよいエネルギー代謝のために必要だ。

・間食

膵臓の代謝が活発になって、インスリンの分泌がピークになる一五～一六時は、**甘いものを食べてもいい時間帯**だ。膵臓の負担が少なく糖を処理できるので、甘いものを食べても太りにくい。**間食として抗酸化作用のあるものをなるべく摂りたい。**

ショーシャ博士は、カカオ成分が七〇％以上で、ミルクなどの入っていないダークチョコレート（ブラックチョコレート）を挙げている。

カカオは抗酸化物質を作り出すとともに、神経伝達物質のセロトニンやドーパミンのバランスよい生産に関わっている。ポジティブで穏やかな気持ちを保つセロトニンと、想像力を高めてやる気を引き出すドーパミンは、当然のことながら心の老化防止にも関係する。

間食にはリンゴ、ブルーベリー、イチゴ、オレンジなどの果物も勧められる。抗酸化作用があり、インスリンを急激に増加させることもないので間食として最適だ。チョコレートと一緒に食べてもいいし、チョコレートだけ、果物だけでもよい。

・夕食

肉類を多く摂りがちだが、**夕方は肝臓の代謝機能が下がっている時間帯なので、動物性脂肪は控えたい。**動物性脂肪を完全燃焼させられないので、内臓に負担をかけてしまうからだ。ただしエキストラバージンオリーブオイルや、脂の乗った魚で良質な脂肪を摂るのはかまわない。

また**膵臓も不活発になっているため、砂糖や炭水化物、果物を控えることが望ましい。**アルコールも糖分の一種なので、炭水化物と同じ代謝のされ方をする。吸収が早く、血糖値を急激に上げて細胞の炎症を引き起こす。本来ならアルコールも控えるべきだが、やはり夜は一杯飲みたいという人も多いだろう。

ショーシャ博士も「飲みすぎないよう、節度を持って」と現実的な対応を認めている。

飲むなら赤ワインがおすすめだ。抗酸化物質であるポリフェノールが多く含まれ、繰り返し触れたように心筋梗塞のリスクを下げると考えられている。食事と一緒にたしなむことと、水も併せて飲むことで血糖値の急激な上昇が抑えられる。

夜、代謝活動が上がってくるのが腎臓だ。日中、肝臓や膵臓の代謝で作られた老廃物を排泄のために処理する時間帯である。**水分を多めにとって、うまく処理を進められるようにするのが理に適っている。**

日本食がなぜ老化にいいのか

食べ物を臓器の代謝活動に合わせるとともに、タイムリー・ニュートリションをより効果的にするためには、食べる順番が大切だ。というのも、食べ始めに炭水化物を摂ると血糖値がドンと上がる。インスリンが大量に分泌されて血糖値を下げると、今度は食事の間ずっと血糖値が上がりにくくなる。こうした血糖値の激しい上下は、内臓に大きな負担となって細胞の炎症を引き起こす。

たとえばフランス料理では最初にパンを食べたり、イタリア料理でメインディッシュの前にパスタを食べたりする。食べ始めに炭水化物を摂ることになるわけだが、これは避けたほうがいい食べ方だ。こうした食べ方をすると、かなりの量があってもお腹に収まってしまう。これは炭水化物から食べて、インスリン値が上がっているからだ。

血糖値の激しい変動で内臓に負担をかけるだけでなく、当然、余計なカロリーを摂ることになるから、やはりいちばんの肥満原因になる。

「食事ではまずタンパク質から」と覚えておくと簡単だ。タンパク質を少し摂って、肝臓が少しずつ動き出すような食べ方をして、締めにご飯、最後にデザートというパターンが好ましい。血糖値が緩やかに上がるので、内臓に負担がかからない。

たとえば日本の会席風の料理なら、魚介などタンパク質の食材を使った先付が出て、刺身、焼き物と続く。油を使った揚げ物が出されるとしたらその後だ。タンパク質から摂ることになるので、血糖値は緩やかに上昇する。最初からインスリンを大量分泌させたりしないので、揚げ物が出てくるころにはかなりの満腹感がある。

締めで軽くご飯を食べて、最後にデザートとして果物が出るという、タイムリー・ニュートリションの理論に適合する賢い食べ方だったのだ。

アンチエイジングのための食事として、ショーシャ博士は日本食を高く評価している。

食べ方の順番もその一つだが、栄養面に着目すると「魚の脂を摂れる」という点が大きい。サーモンやマグロ、身近なところではサンマやイワシなどの青魚から、オメガ3の脂肪をしっかり摂れるのだ。

前章で述べたように、オメガ3の脂肪は細胞膜を柔らかくする。柔らかな細胞膜は、さまざまな代謝物質や血液の循環をスムーズにするから、脂肪も燃焼させやすくなる。さらにオメガ3は、血圧を調整したり血管に弾力性を与えたり、免疫反応を高めて細胞の炎症を防ぐといった働きもある。

ショーシャ博士が日本食を賞賛する理由の一つが、こうしたオメガ3を含む魚を刺身などで火を通さずに食べる点だ。オメガ3は加熱すると壊れてしまうので、新鮮なうちに生で食べることをショーシャ博士は勧めている。脂肪は全般に加熱によって酸化して質が悪くなるし、酵素も力を失うので、できるだけ生で食べたほうがいいというのである。

更年期が怖いのは男女とも

食事のメソッドとともに、ショーシャ博士が注目するのがホルモンバランスと老化の関係だ。彼は、男性更年期障害（医学上はLOH症候群＝加齢性腺機能低下症）の世界的権威でもある。

これまで更年期というと、女性に特有のものだと思われてきた。閉経前後の約一〇年間、女性ホルモンの欠乏によってのぼせ、ほてり、多汗、めまいなどが起きる。こうした症状のひどい状態が更年期障害である。

とくに日本では、男性更年期はほとんど注目されてこなかった。漫画家のはらたいらさんが、男性更年期障害に苦しんだことで知られるようになったけれども、著名人のかかった特殊な病気とも見られがちである。

男性の場合、閉経のようなはっきりした変化がないこともあって、あまり更年期が意識されないという面もある。性欲が落ちたり、朝立ちしなくなったり、「セックスして最後までいけなかった、自分も老けたなぁ」といったレベルの話が多くて、更年期の意識が乏しい。だが、男性ホルモンが減少することによって、現実に男性も心身に不調が現れる。

身体的な症状として、多くの人が訴えるのは強い疲労感だ。眠りが浅くなることも多く、「もう歳だし、たまった疲れがなかなか抜けないなぁ」と思って諦めている人は少なくない。また、肩や背中の筋肉痛やだるさに悩むケースもしばしばあり、めまい、のぼせ、多汗なども起きる。

はらさんは自著の中で、めまいや集中力の低下に苦しんだことを明かしていたが、「集中できない」「いつもイライラする」といった精神的な症状を訴える人もたくさんいる。集中力や記憶力の低下も起きるし、症状が進んでうつになる場合もある。うつになると急速に老化が進むのは、先述したとおりである。

更年期を迎えた女性の全員が、更年期障害と診断されるわけではないのと同様に、男性も症状の重さ、軽さには個人差がある。しかし五〇歳前後で性ホルモンのバランスが変わってくることは事実だ。

男性には男性ホルモンだけ、女性は女性ホルモンだけが分泌されていると勘違いされがちだが、男性にも女性ホルモンはあるし、女性にも男性ホルモンがある。セクシャルアクティブな時期は、自分の性ホルモンが比率として優位になっているわけだ。

男性ホルモンが盛んに出ている時期は、活動的だし競争的だ。男性ホルモンが優位な人は、ビジネスパーソンでも政治家でも、あるいはスポーツ選手としても成功者になりやすい。一方で、連続レイプ犯などで男性ホルモンが高い場合、女性ホルモンの注射を打つと、現実に犯行が止むケースがある。アメリカの一部の州やイギリスなどでは、性犯罪者の出所の条件として、強制的にこの種のホルモン治療が行われたりする。

更年期には自分の性ホルモンが減るだけではなく、異性のホルモンが増えたりもする。だから先述したように女性にひげが生えてきたり、男性の乳房が少しふくらんできたりする。中年以降、男性の顔に柔らかみが出たり女性は逆に厳《いか》つくなったりして、性差が感じられない顔つきになるのも、性ホルモンのバランスが変わるためだ。老人になると、一見したところ性別のわからない人もいる。

顔つきだけでなく、男性の場合は筋肉が減り脂肪がつきやすくなって、少し女性っぽい体つきになってくる。これは単なる中年太りではなく、ホルモンバランスが変わってきていることの証拠なのである。

それ以上に私が問題だと考えるのは**男性ホルモンが減ると意欲が低下すること**だ。**意欲が低下すると、足腰や脳を使わなくなって老化が進む。**逆に**女性は、**東日本大震災後の調査で、**閉経後、男性ホルモンの絶対量が増えることがわかっている。歳を取ると女性のほうが元気なのはそのためでもあるのだ。**

ホルモン・リプレイスメント・セラピーの意味

日本ではわずか六〇年前まで、男性の平均寿命が六〇歳に届かないほどの短命国だった。文字通り「人生五〇年」が現実だったのである。そんな時代なら更年期は「お迎え」を準備する時期だから、体の不調も大きな意味を持たなかった。

しかしいまは違う。最新の統計である令和三年度の簡易生命表によると、男性の平均寿命は八一・四七年、女性は八七・五七年と、令和二年度のものより少し減っているが過去最高レベルである。五〇歳の平均余命を見ると男性で三二・九三年、女性は三八・六一年だ。ホルモンバランスが変わってからの期間を、余生と言ってしまうにはあまりにも長い。

もちろんこの期間を、若いころと同じようにセクシャルアクティブである必要はないけれども、更年期障害を緩和して「軟着陸」させることが重要になる。急速な老化を防ぎ、寿命を延ばすと考えられるからだ。

男女ともホルモンバランスは、本来の自分の性が優位なときが元気がいい。人体は長生きして中性化するときのことを想定した設計になっていないらしく、疲れやすいとか集中力が低下するといった不具合が出てくる。

女性の場合は、更年期障害で苦しむ人が多かったので、以前からホルモン補充療法が行われてきた。第1章でも述べたように、乳ガンのリスクが上がるとして否定的に考える人もいるけれども、早期発見すればほぼ助かる。いまは早期に見つけられれば乳房全体を切除するという時代ではなく、患部だけ摘出して放射線を当てればよいという時代になってきた。そう考えると、選択肢として否定することはできないだろう。

ホルモン補充療法が、若々しさを保つことはまず間違いない。

女性の場合、ホルモン補充療法で認知機能やアクティビティが上がり、骨粗鬆症のリスクを下げると言われるほか、心筋梗塞のリスクを下げる。認知機能を上げることは、認知症の直接の予防にはならないが、頭のよさや知的好奇心を維持したりするのにはメリットがありそうだ。

私のクリニックを訪れる作家や経営者など、アクティブに活躍している人を見ていると、五〇代になってもホルモンバランスのよい人が多いのだ。女性の場合なら、年齢のわりにホルモン的に女性性を保っているのである。女性らしくいることがアクティビティや若さにつながり、何歳になっても女性らしくいられるという好循環だろう。

男性の場合、ホルモン補充療法を行うと、圧倒的にアクティビティが上がる。仕事もバリバリする気になるし、女性にモテたいと思う気持ちも蘇る。 心の若返り効果は、女性以上にあるのではないかと思うほどだ。

また男性ホルモンを補充すると、代謝が活性化して脂肪がつきにくくなる。丸みを帯びていた体が、シャープになってくるわけだ。それ以上に筋肉が増えるため、フレイル（心と体の働きが弱くなってきた状態）やロコモ（移動するための能力が不足したり、衰えたりした状態）の対策にもなる。認知機能も女性と同様に上がるけれども、心筋梗塞のリスクに関しては、下がる説と上がるという説があって、これはわからない。

また前立腺がんの発症リスクは上げないと現在では考えられている。

老化予防の観点からすると、女性らしくいる、男性らしくいることが好ましいのは間違いない。ショーシャ博士は、積極的に男性ホルモン治療を勧めている。

ただ日本では、歳を取って「枯れない」のは否定的にとられがちだ。「いい歳をして女の尻を追いかけ回している」とか、「おばさんなのに韓流スターの追っかけをしている」などと陰口を叩かれることもある。この点、欧米のような男女が対でいることが当たり前のカップル文化の国に利がある。老化予防の観点から男性が男性でいる、女性が女性でいることが望ましいことは知っておくべきだと思う。

栄養学を知らない日本の医師

テレビの健康情報番組を見ていて気づいている読者もいるかと思うが、こうした番組で「○○を食べるといい」といったコメントをしているのは医師よりも、栄養学の教授や管理栄養士をはじめ栄養学を修めている人のケースが多い。

これは、基本的に医師の仕事が予防よりも治療が中心になっているからだ。予防でも「発ガン性や肺気腫のリスクが高まるからタバコを止めなさい」「心筋梗塞にならないためにコレステロールを下げましょう」などと、因果関係が想定されていることは言うけれども、健康のために何を食べればいいか、老化防止には何を止めればいいかなどは、はっきりと言わないことが多い。慎重で科学的な態度だと言えなくもないけれども、本当は、医師が栄養学を知らないからという理由が大きい。

医学部の講義で、栄養学は行われていないというのが実態だ。少なくともいま、医師の世界で中心となっている私たちの世代は、学生時代に栄養学を学ぶ機会はほとんどなかった。とくに日本の場合、元気な人の健康指導や、元気だが病気がないかどうかを調べる人間ドックには健康保険の点数がつかない。だから未病段階の人間ドックは、自腹で受けなくてはいけない。無料で受けられる職場の検診なども、実際は会社の加入している健保組合が費用を負担してくれているのだ。

糖尿病のような病気にかかると栄養指導も保険点数になるけれども、「先生、どうやったら老化しないんですか」という質問に答えても保険の点数にならないので、栄養学を勉強して、予防医学に真剣に取り組もうという医師は少数派で、栄養士に丸投げのケースが多い。

こうした背景に加えて、医師の発想自体が機能主義だ。仮にビタミンB_2が足りないとわかったとしても、ビタミンB_2製剤を出すだけである。「日ごろから何を食べればいいんですか？」と尋ねられると、「B_2って何に入っていたっけな？」となりがちだ。あるいは「オメガ3って体にいいんですか？」と聞かれて、まったく知らなくても何の不思議もない。

『肉食のすすめ』などの著書がある柴田博氏は、東京都老人医療センターを経て東京都老人総合研究所（現・東京都健康長寿医療センター研究所）副所長などを歴任した高齢者医学の専門家だが、栄養学にも造詣が深い。こうした先達もいるし、漢方医は「医食同源」というきわめて栄養学に近い発想をする。しかしながら、栄養学に関心を持っている医師は非常に少なくて、むしろ栄養学をバカにしている気配さえある。そのくせ栄養指導がカロリー制限にすぎなかったりするのである。

それでも昔の医師は、健康には栄養が重要だと知っていた。昭和三〇年代、四〇年代まではそういう教育を受けていたのだが、ある時期から医学が非常にサイエンティフィックを志向するようになって、その一方で栄養学を軽んじることになってしまった。

病気の人には、たしかに医学モデルが適用しやすい。しかし**健康な人に適用**

しやすいのは栄養学モデルである。 長寿村に出かけて食生活を調べたりするのも栄養学者のほうが積極的で、健康になるための食事についてよく知っている。

予防医学的な見地からアンチエイジングを実践しているショーシャ博士は、きわめて栄養学に造詣が深い。この点も私が心酔している理由である。

何のためにサプリを飲むのか

ワインをよく飲む地域が長生きしている、心筋梗塞が少ないということが統計的に明らかになったとき、ワインの成分に効能を探すと、ポリフェノールに強い抗酸化作用があるとわかった。となるとワインを飲まなくても、ポリフェノールだけ摂っても心筋梗塞が減らせるのではないかという発想が生まれる。

このように**統計学的な裏付けから逆算して、かつ有効な成分を抽出して必要なものを補う。これがサプリメントの考え方だ。**不足した栄養素を補充するという栄養学的な発想を背景に、統計による裏付けがある点で、いわゆる健康食品とは異なる。

本来はその成分や栄養素を食べ物で摂るのが理想なのだろうが、食事では必要量が摂りきれないといった場合も、必要なものだけを抽出してサプリメントにするとしっかり摂れる。あるいは、よいとわかっていてもその国の食文化に適さない、個人の食生活に合わないというケースでも、サプリメントなら抵抗なく摂れる。

納豆はその好例だ。納豆菌の働きで生まれるナットウキナーゼは、強力な血栓溶解酵素として知られている。俗に言う「血液をサラサラにしてくれる」効果が期待できるので、納豆が世界中で勧奨されるわけだが、あの匂いと食感が万人に受け入れられるのは難しい。欧米のような米飯を食べない国で「毎日、一パック食べよう」と促すのも非現実的だ。

日本でも関西を中心に苦手とする人は多いし、私自身、大阪出身ということもあって納豆を食べない。だが、ナットウキナーゼだけを抽出してサプリメントにすると、誰にでも摂取しやすくなる。

こうした伝統的に認められてきたものから生み出されたサプリメントとともに、現在は、医学や生理学の進歩によって判明した人体に必須の微量元素やアミノ酸などもサプリメントとして登場している。ビタミン類はその王道のような存在だし、先述した解糖系サイクルやTCAサイクルに欠かせない物質だとか、うつ症状を緩和するセロトニンを増やす物質なども市販されている。

食生活には相当気を使っていても、不足する栄養素は出てくる。かつては存在も知られなかった微量元素が、実は非常に大切だとわかる場合もある。長期の追跡調査をしていないと本当に有効か、害がないのかはわからないという面もあるけれども、この種の科学的な裏付けのあるサプリメントを摂る意味はある。

若いころなら多少足りないものがあっても、たちまち老化にはつながらない。徹夜をしても平気だし、めちゃくちゃなダイエットをしても何とかなる。体が激しく酸化するようなスポーツをしても、直ちにボロボロになったりはしない。歳を取ってからの悪影響は免れないにしても、急速に老け込んだりはしない。

しかし中高年ではそうはいかない。年齢を重ねるほど、栄養素などが足りないことに弱くなる。若者なら低血糖でふらふらになる人はいても、意味不明なことを口走ったり、失禁したりする人はまずいない。中高年以降は不足に対して敏感になるわけだ。

その意味で、**中高年以降は不足するものをできるだけ減らしたほうがよい。分子レベルでの細胞で起きていることを考えると、食事に気を使うだけでなく、補助的なサプリメントも必要になってくるのである。**

みんなに当てはまる老化予防と、個別的な老化予防

ショーシャ博士が進んでいる点は、誰にでも勧められる老化予防を唱える一方で、個別の老化予防も推進していることだ。

本書で紹介しているアンチエイジングの方法は、誰にとっても効果が期待で

きるものである。エキストラバージン・オリーブオイルもサーモンも、みんなが摂ったほうがいいもので、誰にも当てはまる老化予防である。

それに対して、個別的な老化予防もある。ショーシャ博士は、そこを科学的にしようという考えを持っていて、尿を検査してわかる代謝産物から、個別に不足しているものを定量的に把握することも始めている。

やや余談になるけれども、尿の検査は非常に便利なものだ。血液の検査からもわかることは多いが、その数値があまり役に立たないこともある。たとえば不足するとうつの症状が現れるセロトニンは、血液中の濃度を見てもほぼ意味がない。というのも脳には必要なものだけを通すブラッド・ブレイン・バリア（血液脳関門）という仕組みがある。セロトニンは大切な神経伝達物質なのだが、この関門があるため直接脳に入れず、血液と脳とで濃度がまったく違うのだ。

材料となるトリプトファンが十分にあると、脳内でセロトニンが作られるということらしい。こうしたことは完全に解明されてはいないので、血液中の物質の濃度を直接測定しても、有用な情報ばかりではないということだ。

一方の尿には、血液中に溶け出して体中のさまざまな臓器をめぐり、最終的に代謝されたものが排泄されている。セロトニンのような神経伝達物質も、代謝された生産物を見るとその量がおおむねわかるのだ。神経伝達物質を測定するには、脳内の濃度とほぼ同じ髄液を取って調べるという方法もあるけれども、局所麻酔をして腰椎《ようつい》に針を刺す大がかりな検査で多少の痛みもある。それが尿でわかれば、いかにも簡単だ。

神経伝達物質だけではなく、TCAサイクルを回すためのさまざまな酵素が足りているかどうかや、ビタミン類やコエンザイムQ10などの補酵素の働きの様子も尿で検査できるのだ。「ビタミンB_1、B_6、B_9が不足しています」などとピンポイントで言い当ててくれるので、「あなたはここが老化しているから、こうしましょう」とオーダーメイドのアンチエイジングも可能になる。

先述したIgG抗体型アレルギーの検査も、個別的な老化予防を目指して行われるものだ。「集団にとってよい方法」だけでなく、いまでは「個別な対応」が可能になってきている。

長い間、標準治療や標準化を目的にしてきたのが西洋医学だった。西洋医学は基本的に、同じ症状の全員に当てはまる薬を探したがる。血圧の高い人には全員に当てはまる薬を与えたいし、血糖値が高い人には全員に同じ治療を勧める。

それに対して**東洋医学は、一人ひとりの体質に合わせて薬や治療法を決めていく。個別性を重視する医学と言える**だろう。同じように熱を出したとか、同じような肝臓の障害があるだとか、風邪を引いているなどといっても、体質や体力による「証」によって薬の処方が変わってくる。これは漢方の基本的な考え方だ。

老化予防もみんなに当てはまる方法だけでなく、ショーシャ博士がクリニックで実施しているような、人それぞれに合わせた方法も登場している。問題は費用がかさむことだが、そういう選択肢があることは知っておいていいだろう。

「そこまでしなくても」と考える人も、少なくともみんなに当てはまる老化予防はしておいたほうがいいのは言うまでもない。

第4章 心の若返りの意味

人は感情から老化する

血管の老化である動脈硬化は、早い人は四〇代から始まっている。高齢女性に多い骨粗鬆症も、最近は四〇代ぐらいからめっきり多くなった。これは間違ったダイエットが原因だと私は考えているが、男女問わず、四〇代ともなると臓器が昔よりも老化しているのではないかとしばしば指摘されている。

とはいえ成人の体として、実用機能はあまり衰えてない。運動能力の低下により「四〇代になったらこの仕事は無理だ」と言われるのは、プロスポーツの世界ぐらいである。

もっともコンピュータ・ソフトの開発者のように、運動能力が問題になるわけでもないのに三五歳定年説がささやかれる職業もある。これは年齢とともに実務からマネジメントへと異動する人事上の理由もないわけではないが、進歩の速い世界で新しいことを覚えるのがおっくうになってくるからとも言われている。

どんな仕事でも、ベテランと言われる年齢になってくると、いつの間にか新しいことに食指が動かなくなる。面倒くさいと思うことが増えてくる。こうしたことも人間は身体機能よりも、心や感情から老け始めることを示唆している。

現実に三〇代、四〇代からうつ病が増加して「何もやる気が起きない」と苦しむ人が目に見えて多くなる。そこまで悪くはなくても、さまざまなことに対してガツガツしなくなる「まあ、いいや症候群」が現れやすくなる。

一般的に若いころは「出世したい」「よりよいパートナーを手に入れたい」「思いどおりの仕事をしたい」などの夢や欲望があり、頑張る気力もあり、徹夜も辞さない体力もあるものだが、ある年齢から「もう出世などしなくていい」「子どもの成績もこんなもんだろう」と、執着がなくなってくる。それはそれで恬淡《てんたん》としていて、欲望から超越できたのでよいではないかという見方もできるけれども、若さはない。

政治家は六〇代後半や七〇代になっても、権力に執着を示す。「いい歳をして、生々しい」と思う人もいるだろうが、概して年齢のわりにエネルギッシュで若々しく見える。最近の草食系と言われる一〇代、二〇代からガツガツしていない若者の出現は、社会として老化していると言えなくもない。

年齢が上がっていくにしたがって、体を使っていないときの衰え方が、若いときと比べると急激になる廃用が起こりやすくなることを第1章で述べた。

体を使ってない、あるいはもう生殖器を使っていない状態が恒常化すると、どんどん衰えていく。「まあ、いいや症候群」で頭を使っていないと、脳も衰弱していくのである。**「まあ、いいや」的な消極的生活によって感情が老化すると、追いかけるように体や脳、生殖器などの老化を進めてしまう。**

感情の老化は、いちばん最初の段階で食い止めなければいけない防波堤なのである。

医学が進歩して八〇代、九〇代まで生きるのが当たり前になってくると、「六〇歳で定年を迎えたら後は隠居」というのでは、老年期が長すぎる。ましてや四〇代で感情が老化してしまうと、とんでもなく老後が長い人生になってしまう。七〇代くらいまで、現役のつもりで俗事に興味を持ってもらいたいものだ。

前頭葉の老化予防

感情が比較的早い時点から老化するのは、医学的な傍証もある。

以前、私が老人専門の総合病院に勤務していたころ、ＣＴやＭＲＩで撮影した脳の写真を、毎日のように見ていた。物忘れがひどくなった人の脳、徘徊《はいかい》する老人の脳、意欲を失ってしまった人の脳など、画像から病変を調べるためだ。多いときは年間に八〇〇枚くらい見ていた。いまも年間一〇〇枚ぐらい見ている。

こうした写真で見ると、高齢者の脳は多かれ少なかれ縮んでいるのである。歳を取って縮んでいくのは自然なことらしい。数多く見ているうちに、萎縮の度合いから一目見て年齢の想像がつくようになり、「年齢のわりに萎縮が進んでいる」「縮んでいなくて脳が若い」などという感覚も持てるようになった。

脳全体の縮み方には医学的なデータがあって、一律に同じ割合で縮むのではないことがわかっている。また記憶を司《つかさど》るのは海馬という部分だが、物忘れがひどくなった人の海馬を注意して見ても、必ずしも萎縮しているわけではない。

ただ、**早くから縮む部位がある。それが脳の前方の部分、前頭葉だ。**

前頭葉の機能には未知の部分が多いけれども、意欲や創造性を担っていると考えられている。前頭葉に脳腫瘍や脳梗塞が発生したり、事故などで損傷した場合、意欲が失われたり、感情や思考の切り替えができなくなってしまう。ものごとの段取りを考えるとか、創造性も欠如するようになる。

前頭葉が老化すると、意欲を持ってものごとに取り組んだり、自分で考えをまとめたりすることが苦手になってくるといった変化が現れる。

側頭葉なら左側は言語の記憶や理解に関係していて、この部分が脳梗塞になると、人の話がまったく理解できなくなる感覚性失語と言われる症状が現れるが、前頭葉の場合、知能はとくに変化せず、驚き・怒り・悲しみ・喜びといった感情に変化が目立つのだ。

すなわち**前頭葉が衰えると、老け込んだ人間になりやすい。脳の中ではまず前頭葉の老化予防が大事だと判明してきている。**

「脳トレ」で一躍有名になった、東北大学加齢医学研究所の川島隆太教授は、前頭葉の血流を増やすために単純な計算や音読を勧めている。彼は、読み・書き・計算を毎日反復練習する「学習療法」を提唱している。前頭葉が刺激され、記憶力を鍛える練習はしなくても、物忘れが改善されたりするという。

一般論から言うと、老化の予防とは前述のようにその部位を使うことだ。五〇の声を聞いて、足腰が以前より弱ってきたなと思ったら歩かないといけないとか、パソコンでばかり仕事をしていて漢字を忘れたなと思ったら、ときには手書きで文字を書いてみる。何と言っても**「使うこと」が、もっともシンプルな老化予防作業だ。**

どうやって感情を沸き立たせるか

では、前頭葉はどうやって使えばいいのだろうか。実は人は前頭葉の機能を欠いても生きられる。しかし、この部分がないと人間らしくなってしまう。動物の脳と比較すると、人間は異様なほど前頭葉が発達しているのである。

前頭葉は、決まりきったルーティンの状況ではあまり使わない。仕事でも家庭でも、毎日同じ作業を繰り返している限り、活動は低調だ。

だが、ある日突然、奥さんや恋人とは別に好きな女性ができて、この女性とどこでデートしようかとか、どう喜ばせるかとか、いろんなことを考える。つまり**ルーティンではないことをするときに前頭葉は俄然、働き始める**わけだ。

考えてみると、日本の学校教育では前頭葉を使う教育はほとんど行われてこなかった。言語機能や計算機能を伸ばす、側頭葉や頭頂葉の教育には熱心だったのだが、習ったことを疑うとか、まったく知らない場面にどう応用するかといったことや、プレゼンテーション型の授業が少ないことなども含めて、前頭葉を使う練習はしていない。

日常生活を安穏に暮らしていると、前頭葉を使うシチュエーションがあまりない。エリートコースをずっとたどり、毎日のルーティンワークをこなしていればすむような仕事を続けてくると、前頭葉への刺激がほとんどないまま、四〇代、五〇代を迎えることも起こりうる。おそらく、こうした人は脳の老化が速い。

その反対に波瀾万丈でハラハラドキドキするような状況では、前頭葉が活発に働く。端的な例は起業することだろうが、いま、勤めを持っている人には非現実的だ。となると、たとえばネットで株式投資でもいいだろう。

もしくは直ちに起業しなくても、定年後の起業プランを考えてアイデアを練るのもいい。前頭葉を働かせるだけでなく、将来、実際に役に立つかもしれない。定年後の起業支援をしている知人に聞くと、四〇代くらいから起業に備えてアイデアを検討していた人は成功するけれども、定年してから何をしようかと考える人に、いいアイデアが出たためしがないというのである。

いちばん感情を沸き立たせて、しかも結果が不確定という意味では恋愛も勧められる。中高年が本気になって暴走して、家庭を壊してしまうのは本意ではないけれども、風俗などに行くよりは（風俗にも性ホルモンを若返らせるような効能はもちろんある）、前頭葉の刺激には恋愛のほうがいい。恋愛といっても浮気までするのではなく、プラトニックでも何でもいい。男女交えてワイン会を企画するとか、異性と心をときめかせる機会を持つことも含めて、ということである。

前頭葉機能が衰えてくるにしたがって、ルーティンはルーティンとしてしか受け止められなくなってくる。代わり映えのしない日常は、ますます退屈なものになる。そうなったときには、強い刺激をあえて求める必要もある。

たとえば若いころなら何を食べても美味しく感じたものが、中高年になると本当に美味しいものでないと感動しなくなる。となると、信頼できるグルメサイトを見て、評判のいい店に行ってみてはどうだろう。

旅行でも、これまでは普通の温泉旅行で楽しかったものが、つまらなくなってきたなら、本物の秘湯に行ってみよう、世界遺産を訪ねてみようということになるかもしれない。

あるいは、テレビでお笑い番組を見てもつまらない、雛壇《ひなだん》芸人ではどうにも笑えないというのであれば、寄席に行ってみるとか、大阪なら「なんばグランド花月」に行くとか、レベルの高い芸を楽しめる場所を訪ねてみよう。

より**本格的なものから受ける刺激が、中高年には欠かせなくなってくる**のである。

感情の老化予防のための三大要因

体の老化に先立って起きるのが脳の老化であり、そのまま感情が老化してしまうと、脳にも体にも老化に拍車がかかる。だからこそ、感情の老化は恐ろしい。気がついたらすぐに、食い止める方策をとらなくてはいけない。

感情が老化する原因をまとめると、以下の三つになる。

①前頭葉の老化

繰り返し述べてきたように、思考や意欲、感情、理性など、人間らしい振る舞いを司っているのが前頭葉だ。だから前頭葉が活発に機能していると、アクティブで若々しい。ところが残念なことに、**脳の中でも早くから萎縮が始まり、神経細胞の減少が起きるのが前頭葉だ。これが感情の老化をもたらす大きな要因になっている。**

②動脈硬化

年齢とともに多かれ少なかれ、血管の壁にはコレステロールや中性脂肪などが沈着して厚くなる。血管が狭くなって、血液が流れにくくなった状態が動脈硬化である。

動脈硬化を起こしている人の脳は、自発性の低下や、泣き出すと止まらなくなる「感情失禁」が起こりやすい。自分から行動することは少なくなり、感情に振り回されやすくなる。さらに悪化すると、脳の血管が詰まって脳血管性の認知症へとつながっていく前段階だ。

動脈硬化の危険因子として判明しているのが、糖尿病とタバコである。さらに高血圧、コレステロール、肥満、ストレス、性差（男性）、加齢などが挙げられる。コレステロールは悪くなさそうだと先述したことと矛盾するようだが、単独因子としては悪くなくても、糖尿病や肥満、タバコ、高血圧などほかの要因と組み合わさると、やはり悪影響があるから要注意だ。

動脈硬化はいわゆる生活習慣病として、狭心症や心筋梗塞などの心臓病、脳卒中のような脳血管障害のリスクを高めることはよく言われているが、感情の老化も引き起こすことを強調しておきたい。

③セロトニン（神経伝達物質）の減少

脳内の神経伝達物質であるセロトニンは、歳を取ると減ってくる。ほかの神経伝達物質のドーパミン（喜び、快楽）や、ノルアドレナリン（恐れ、驚き）などの情報をコントロールして、精神を安定させているのがセロトニンである。

一般的にセロトニンが不足すると、うつ病になる。若い人でもセロトニンが一時的に減ると、うつ症状が出ることがある。意欲低下、イライラ、体中がどこかしら痛いなどと訴えるなど、さまざまな不調が現れる。

これは多くの高齢者が、診察室で訴える不調と同じである。歳を取ると当たり前のように思われがちだが、これも実は感情の老化現象の一つだとも考えられる。

セロトニンの原料は、肉類に含まれるトリプトファンというアミノ酸だ。この点でも、粗食が健康にいいというのは迷信で、中高年以降こそ肉類を食べた

ほうがよい。

この三つのほかに、男性の場合は、男性ホルモンの減少が意欲低下や人づきあいをおっくうにさせるため、感情の老化の重要な要因になる。

中高年以降、もっとも怖いうつ病にどう対応するか

うつ病にかかると、一般的に若い人よりも中高年のほうが症状が重い。家庭や会社での責任も重くなっているだけに一人で抱え込みがちで、「何とかしなければ」と焦るうちに、さらに悪くなっていく。心が強ければうつにならない、というわけではない。

中高年のうつ予防に関しては、二つ大事な視点がある。

まず一つは、うつ病への関与がほぼ確実になっているセロトニンの不足や枯渇を避けることだ。若いころと比べて肉体的に無理が利かなくなっているの

に、徹夜して睡眠不足になるのは、セロトニンが枯渇する原因になる。また、少量のお酒で対人関係をよくするのはうつの予防になるけれども、大量飲酒はやはりセロトニンを枯渇させてしまう。

若いころのような体の酷使は、激しいストレスにつながるから、うつの予防からもやめたほうがよい。

セロトニンを減少させるような生活を避けるとともに、脳のセロトニンを増やすよう心がけたい。先述したように、血液中のセロトニンは脳内での濃度には関係がないとされる。しかし、血液中にセロトニンが不足している状態は、材料不足を示している可能性があり、おそらく脳のセロトニン不足に関連している。**肉類をきちんと摂ることで、原料不足のためにセロトニンが作れないという状態を回避できる。**

そしてもう一つは、認知面から見た予防である。よく言われていることだが、うつになりやすい性格傾向やものの見方がある。

典型的なのが、二分割思考だ。ものごとをオール・オア・ナッシングで考える人や、白黒をはっきりつけたがるタイプの人はうつになりやすい。仕事上で「彼は完全な味方、あいつは完全な敵」と固く信じ込んでいると、味方だと思っていた人が少しでも気に入らないことを言い出せば、「あいつは敵になった。裏切られた」と落ち込む原因になりかねない。

この傾向が完全主義的な発想につながると、「満点でなければ零点」という発想になってしまう。ちょっとしたミスが自分をひどく苛《さいな》むことになるし、軽いうつ状態になると、やる気の出ない自分にますます落ち込んでしまう負のスパイラルに陥ってしまう。

こうした二分割思考による発想や、先々のことを決めつけてしまう不適応思考を持つ人は、うつになりやすいとされる。

うつになりやすいだけでなく、うつになってしまったときに治りにくいし、絶望しやすい。悪化すると自殺につながるケースもある。世の中には白と黒だけではなくグレーもある、いろいろな可能性があると、ものの見方をもう少し柔らかくしておくことが重要だ。

誰しも子どものころは、白か黒のオール・オア・ナッシングでしか、ものごとを判断できない。幼児向けのマンガは勧善懲悪ものが多いのはそのためだ。しかし少年誌、青年誌と読者が成長するとともに、矛盾や葛藤がストーリーに盛り込まれるようになる。

つまり本来は、大人になるにしたがって酸いも甘いもあると思えるようになる。これが認知的成熟だ。動物より人間のほうが賢いとされるのは、グレーを認める能力があるからだ。

動物の場合、少量を食べれば薬だが、たくさん食べたら毒になる草があったとしたら、それを毒だと認識する。量という概念を持っていない動物にとっては、毒だと認識していたほうが安全なのである。だが人間は、量によって毒にも薬にもなるという発想ができる。

これは「ほどほど」というグレーゾーンを認識できるがゆえのことだ。

端的な例が〝百薬の長〟と言われる酒である。アルコールは少量なら認知機能や覚醒度を上げる。量が過ぎると酩酊するのだ。決して飲酒運転を擁護したり推奨したりするつもりはないが、日本の警察は覚醒度のレベルが上がるところで厳罰を科しているわけである。「一滴でも飲んだら飲酒運転」という、オール・オア・ナッシングの考え方自体が、未熟な動物的認知である。認知的成熟度が低い人間が制度を作り、取り締まっているとも言えよう。

「ほどほど」「ちょうどいい加減」という考え方をすること、すなわち認知的成熟度を上げていくのは、うつの予防にもなるし心の健康にもいい。

ところがいま、テレビをつければ二分割思考や完全主義が蔓延している。政治家に少しでもよくないところを見つけたら徹底的に叩く。いいときは徹底的に持ち上げるのに、少しでも問題が発覚して落ち目と見ると、手のひらを返した扱いになる。まさしく二分割思考による決めつけの巣窟だ。テレビばかり見ていると、うつになる性格傾向が形作られると言えそうなくらい、うつ的思考の権化《ごんげ》である。

裏を返せば、テレビの言説を鵜呑《うの》みにせず疑ってみる習慣を持つことで、うつにかかりにくくなるような訓練になると思う。

こんな症状が出たら要注意

うつ病に関して、ぜひ覚えておいていただきたいのは早期発見の大切さである。

というのも、うつになると悲観的になる。悲観的になるからさらにうつは悪化する。この悪循環を早く断ち切らないと、最後は絶望して自殺にまで至りやすくなってしまう。

これは認知療法からの忠告だが、最近は神経細胞のレベルからもうつ病を早期発見する重要性がわかってきた。

神経細胞は、神経突起によってお互いがつながっているのだが、ストレス状況下でこの神経突起が短くなった結果がうつである、というのが現在の脳科学の有力な考え方である。神経突起が健康なときよりも短くなって、神経と神経のつながりが悪くなる。うつを放っておくと、どんどん短くなってきて、修復不能になる危険が高まるのだ。

そこでセロトニンを補うと、また神経突起が伸びてくる。セロトニンを補う薬を使うと効果が出るまでに四～八週間ぐらいかかるとされているだが、その大きな理由が、短くなった神経突起が回復するのに時間がかかるためである。すなわち早期発見であればあるほど、神経突起の短くなるなり方が軽いから治りやすい。

早期発見のための、要注意となる症状を以下に挙げてみる。

よく「気分が落ち込んでブルーだ。うつっぽい」などと思われがちだが、いくつかの症状が重なった場合に、医者はうつと診る。

精神的な症状としては気分の落ち込み、「自分はダメだ、どうせうまくいかない」といった悲観的な認知、頭がしゃきっと働かない、何ごともおっくうだという精神運動制止と言われる症状がある。

イライラ感が増すのも、うつの症状だ。セロトニンなどが不足すると起きるのだが、うつだとは思われないことが多い。ゆううつ感よりも、ちょっとしたことでイライラして怒りっぽくなる人は少なくない。

身体症状としてひんぱんに見られるのが、食欲の低下と睡眠障害だ。うつ病型の睡眠障害の特色は、寝つきが悪いというより、早く目覚めてしまってそのあと眠れない早朝覚醒や、眠りが浅くて夜中に何度も目が覚める中途覚醒という症状が多いことだ。

また、もともと性欲が薄い「草食系」の人はともかくとして、「最近めっきり性欲が落ちた」というのもうつの症状である。

さらに「午前中、何ごともおっくうでだるいけれども、午後は調子がよくなる」という症状がある。この日内変動という症状も特徴的なものだ。若いころから朝は苦手だったという人にはわかりにくいかもしれないが、以前は朝からバリバリ働けた人が朝刊を読むのもおっくうになったら、日内変動としてチェックすべきだろう。

こうした症状が二つ、三つと重なったら、早めに医者に行くことを強くお勧めする。

うつ病について、日本人の認識はまだまだ低い。「うつ病が増えている。躁うつ病と合わせて一七〇万人になった」と騒がれるが、人口の3%といわれるうつ病の推定患者数は四〇〇万人だから、まだまだ三人に一人しか医者にかかっていない。うつ病が増えたのではなくて、うつ病で医者にかかる人が増えているのである。

昔に比べて受診者も増えてはいるものの、それでもまだ三人に一人だという認識は重要だ。自殺者が年間に二万人以上も出ている国なのだから。

中高年の現役世代にとって、うつ病は自殺の原因として危険視される。会社で働けなくなる原因でもあり、とくにいまのような経済情勢では、自分がうつ病だと気がつかないままに会社を辞めてしまうと、人生の片道切符になってしまう危険性が高い。むしろ、うつ病の診断書をもらっている人のほうが簡単に解雇できない場合もある。早めに医者にかかったほうがいいのは、そういう理由もある。

心の若返りと免疫機能

アンチエイジングのためだけではなく、健康や長寿に免疫機能が重要であることは、くどくどと述べるまでもないだろう。

少しだけ復習させてもらうと、神経細胞以外のほとんどの細胞はつねに分裂を繰り返し、要らなくなった細胞を捨てていく。分裂によってコピーされ、リニューアルされるのだ。リニューアルは必要なこととはいえ、コピーを繰り返すたびにミスコピーの確率も高くなる。

加齢とともに私たちの全身の細胞は何度もコピーを経るわけだから、歳を取れば取るほどミスコピーにより出来損ない細胞を作ってしまう確率は増える。その出来損ない細胞の掃除をしてくれるのがNK細胞に代表される免疫細胞だが、こちらも加齢によって機能低下を起こしてしまうのだ。NK細胞が出来損ない細胞を食べ切れなかったときに、その一部がガン細胞の元になるわけだ。

免疫機能を高めるために、さまざまな方法論が唱えられている。免疫力を高める食べ物も、テレビの健康情報番組で「ショウガがいい」とか「緑茶がいい」などとよく取り上げられる。偏った食生活をしながらこうした食品を摂っても無意味で、栄養のバランスが取れたうえでの摂取が大切なのは当然である。

太めの人やコレステロールが高めの人が長生きするのは、栄養状態が良好なほうが免疫状態がよいからにほかならない。歴史的に見ても、栄養状態がよくなると結核などの感染症が劇的に減っている。

また免疫細胞が集中しているのは腸であり、活発に働くためには温度が関係するので腸は冷やさないほうがいいとされる。

こうした**栄養状態や腸などの臓器が免疫機能に作用していることは間違いないが、精神状態も免疫機能に大きく関わっている。**

うつ症状のあった人が、あとからガンになるというケースはわりと多い。**心や前頭葉機能を若く保つことは、うつの予防である以上に、免疫機能に影響す**

る。心が幸せな状態を維持することは、免疫機能を保つために重要なポイントなのだ。

これは免疫学者もはっきりと認めていて、精神科の領域と免疫の関係を研究する精神神経免疫学というジャンルもある。「うつ病になるとＮＫ細胞の活性が下がる」「笑っていると免疫機能が上がる」といったデータは、一般にもよく知られるようになった。

外見の若返りと、心の若返り

現在では、人間の心のありようは内側から湧き出てくるものではなく、外側から規定されるものだという考え方が、強くなっている。

たとえば心理療法において注目される行動主義とか行動療法は、それまでの精神分析が心の奥底に原因を突き止めて心を治していたのと違い、行動を変えれば心も変わってくるという考え方に基づいている。「うつで歩けない」と訴えている人に、原因から迫って治療し歩けるようにするより、「歩けるじゃないですか」と声をかけるなどして行動から入る。そのほうがよく治るし、早く治るのだ。

あるいは非行少年に対して、カウンセリングで心を治していって非行をしないようにするよりは、信賞必罰の体系をきちんとつける。これも行動療法的な発想だ。

公教育の水準が下がって学校が荒れ果て、犯罪や非行に悩み抜いたアメリカの場合、心理療法が期待されたほど更正に役立たないことがわかってきて、いまは行動療法的な治療が非常に多くの分野で盛んになっている。

制服を復活した途端に子どもの非行が減ったというし、規則を定めて、それに違反した生徒は厳格に対応するゼロ・トレランス方式を一九九〇年代に導入して、アメリカの公教育の現場は劇的に改善している。暴力事件を起こした生徒は、言い訳を聞いてカウンセリングをするより、成績や素行の悪い生徒を集めたオルタナティブ・スクールに移す。万引きや遅刻にも厳格に罰則を適用すると、生徒たちの内面まで変わったのだ。

この「行動が心を規定する」ことは、若返りに関してもまったく当てはまる。

会社に通っていれば中高年もスーツやネクタイにも気を遣うし、若い世代とも交流がある。歓送迎会もあるだろうし、ときにはカラオケにも行くだろう。そういった行動の積み重ねが心と体の若さを保っている。ところが定年退職した途端に急に老け込んでしまうのは、行動が人間の心を規定していることが一因だ。政治家が高齢になっても若々しいのも、要因は同じである。

以前、あるイベント会場で加山雄三氏をお見かけした。周囲の人々への言葉や素振りからも、「自分は現役だ」という雰囲気があふれていた。ラストコンサートを行い、八〇代後半になった現在でも映画の若大将そのままの「明るいやんちゃさ」が感じられる。「年齢不相応だ」と思う人もいるかもしれないが、若さを保つうえでは理に適っている。

服装や振る舞いといった外観や行動を若々しくすることで、心も若く保たれるわけだ。

自分の年齢にこだわらず、少しお洒落な服を着てみるだけで気分は大きく変わるものだ。白いワイシャツしか着たことのなかった人が、襟《えり》だけ白くて身頃《みごろ》と袖はピンクやブルーのクレリックシャツを着たりすると、姿勢も変わるし気分も変わる。

もっとも、カジュアルな服装になるとラフすぎてあまり似合わない場合もあって、スーツを着たほうが若返る人もいる。四〇代、五〇代のうちにそれなりにお洒落の練習をしておいたほうがいいかもしれない。

白髪を染めたり、カツラや増毛をしたり、ボトックスでシワ取りをすることも大切なことである。とくにボトックスは、毒素を注入するものだからずいぶん心配されてきたけれども、ほとんどの場合、無害であることがわかってきた。

外見を若く保っておくことのメリットは、想像以上に大きい。若々しい「見た目」から心も体も若くなり、それに似合うようにまた外観が若くなる。吉永小百合現象とでも言うべき若返りの好循環が起きるのだ。

人づきあいと心の若返り

ほとんどの人は、会社に勤めているときのほうが若々しい。定年後の半年で、現役時代の三年にも五年にも匹敵するほど老け込む人も珍しくはない。先にも触れたように、若い人を含めた交流、人づきあいがあるからだ。その意味でも、高齢者になってからも仕事を持っていたほうがいい。

また、自分が尊重される環境にいることが望ましい。一〇年ほど前から、お年寄りが子どもに昔の遊びを教えたり、味噌やしめ縄など地域に伝承されてきたものの作り方を指導したりといったボランティアが全国で広まりつつあるそうだが、非常にいいことだと思う。

人との交流という面では、行きつけの酒場に毎日のように顔を出すのも、決して悪いことではない。作家の先生方のように、銀座に通い詰めることも肯定できる。酒場に通う目的は、仲のいい友人がいる場合もあるだろうし、お目当ての女性がいる場合もあるだろう。

どういう関係であれ、**人との交流は確実に若返りにつながる。人づきあいは人間の気持ちを浮き立たせるし、会うたびに同じ話をしたりすると嫌われるから、ルーティンにも陥りにくい。前頭葉への優れた刺激になるのである。**

中には隠遁《いんとん》生活に憧れたり、セミリタイアなどと体裁をつけた言い方をする人もいるが、人づきあいだけはセミリタイアしないことだ。

私はよく「五〇歳を過ぎたら、クラブとゴルフは自腹を切れ」と言っている。これは会社の経費でクラブやゴルフに行っていると、定年した途端にぱたりとやめてしまうからだ。

定年退職であれ中途退職であれ、日本の場合、仕事を辞めた途端に人間関係まで切れてしまうことが多い。「会社を辞める」イコール「社会から離れる」みたいな部分があるので、飲み仲間やマージャン仲間と縁を切る年齢ではなくても事実上、強制的に引退させられてしまう。会社を辞めて、割り勘で誘い合える関係を作っておくためには、会社に頼らず遊べるようになっておかなくてはいけない。

自腹を切って遊んでいる限りにおいては、どのくらいかかるかを知ることも含めて、定年後も継続しやすい。人間関係も継続できるわけだ。この長期不況のおかげで、ゴルフのビジターフィーは土日ですら安くなっている。銀座でも超高級クラブでもなければ、一万円ほどで飲める店もあるのだから、自腹で遊んで老後に備えていただきたい。

人との交流がなくなって、社会から隔絶されることは明らかに老化を進めてしまう。

五〇代に入るころから、同窓会がひんぱんに開かれるようになったという話をよく聞く。私自身、ミニ同窓会的な飲み会とか集まりがずいぶん増えた。仕事や子育てが一段落した年代だし、会社以外の人間関係に目を向けたときに、懐かしさもあって集まりもよくなるのだろう。打ち解けやすいから、久々に交流が復活することも多い。

中には昔の恋愛関係が復活するケースもあるらしく、ときどき雑誌で「同窓会ラブ」の記事を見かける。恋愛であれ友情であれ、人づきあいは老化予防の特効薬だ。この点、私が通っていたような男子校は不利なのだが。

老化予防によいメディア、悪いメディア

最近、私は『テレビの重罪』（宝島社新書）という本を出して、テレビというメディアを批判した。とくに中高年以降の心身の健康と知性が、テレビによって損なわれることをさまざまな例から示したのだが、老化予防の観点からも警鐘を鳴らしたい。

無自覚にテレビを見ていると、人間は老化する。

というのは、考え方をルーティン化させるからだ。テレビで健康にいいとされた食品がたちまち売り切れるのは、本当かどうかの検証もなく「テレビが言っていたから」という理由で買いに行く人が、きわめて多いことの証拠である。

またワイドショーの報道では、被害者はつねに正義であり国や企業が悪いというワンパターン思考で、決めつけが激しい。もちろん権力や大資本に対しての監視は重要だが、だからといって「被害者はかわいそう。だから正しい」ということにはならない。

グレーゾーンを作らず、正義と悪をはっきり分けて伝えるから、視聴者は自分で考えなくてもすむ。テレビの言ったことを受け売りしていれば、間違っていない賢い人のような気がしてくる。思考停止させやすいメディアなのだ。

こうしたルーティン思考は、感情の老化につながりやすい。さらに、先にも触れたように**テレビは二分割思考の巣窟だ。うつ状態を引き起こしやすい性格傾向を作る。**

免疫機能を高める笑いや、心を揺るがすような感動がまったくないとは言わない。若者向けのバラエティを見て、本当に面白いと思えるならそれもいい。しかし、面白くないお笑いを無理に笑おうとするのも無理がある。テレビの前に座って、流れてくる情報をただ受け入れているだけでは、複雑な認知は面倒くさくなっていく。脳を老化させる一方だ。

若者向け番組だからといって、決して老化予防にはつながらない。若返りとは若者の真似をすることではなく、アクティブであるということだ。いまの若者自体、アクティブではないのだから。

テレビを見ていても脳や感情を老化させない方法は、批判的な目を養うことだ。

「あんなのおかしいわね」などと電話やSNSで言える仲間がいれば理想的だが、一人で見ているなら「本当だろうか」と疑ってみることが老化予防になる。

すなわち**思考をワンパターン化させないように支援するメディアは、老化防止に役立つ。**この点でインターネットにアクセスできるスマホやiPad、あるいはパソコンなどは、老化予防に有利なメディアだ。

たとえばインターネットの長所の一つに、検索によって即座に調べられることがある。テレビで言ったことが本当かどうか、統計データの原典に当たることも少し慣れれば難しくない。つまり既存の情報を疑うために、ネットで検索するような使い方ができる。

もう一つ、自分の考えをアウトプットできる点は、いままでのメディアにはなかった機能だ。以前はよく、飲み屋でクダを巻いて、突然「おまえは違う!」などと隣から議論を吹っかけてくるような年配者がいた。昨今、中高年からお年寄りまでおとなしく行儀がよくなって、こうした人物には滅多に出会わなくなったが、自分の意見をアウトプットする場として、インターネット上のさまざまなサイトが、かつての飲み屋の機能を代替している。

ネット上での討論の仕方にはルールもマナーもあるけれども、少なくとも、自分の考えを人に伝えることは非常に簡単になった。

少し前まで、リタイアを機に自費出版する中小企業の社長や学校の先生が大勢いた。一生に一冊、本を作って自分の足跡をまとめたり、考えを記録したりしていたわけだ。

ところがいまならフェイスブックであれツイッターであれ、考えついたら直ちに言いたいことが言える。**脳の老化防止から考えると、こうしたアウトプット型になるほうが、書斎型秀才よりも若々しさが保てるはずだ。**これまでテレビは日本人に受け身を強いてきた。それが自由にアウトプットできる時代になっているのだと認識してほしい。

生涯現役の意味

歳を取ってからも、働いているほうが長寿だし健康だ。一九七ページの図はその証拠である。これを見ると、就業率と老人医療費との間に相関関係があるのがわかる。

二〇〇〇年の話だが、七〇歳以上も四人に一人が働いていて就業率が全国一位の長野県は、男性の平均寿命が全国一位、女性が三位とトップクラスである。しかも一人あたりの老人医療費が全国でも最少の約六〇万二〇〇〇円だ。もっとも高かった北海道の約九三万円に対して、およそ六五％にすぎない。北海道の高齢者就業率は、全国で四番目に低い。すなわち長野県は、日本でもっとも老人医療費をかけずに、日本一の長寿を達成していることになる。

二〇一七年の「就業構造基本調査」（総務省統計局）、「後期高齢者医療事業状況報告」（厚生労働省）でも、長野県の高齢者就業率は一位、老人医療費は全国で八番目に少ない。老人医療費がもっとも高かったのは福岡県になったが、福岡県の高齢者就業率は男性三八位、女性三六位と全国でも低いほうだ。二〇一二年の「平成二四年労働経済の分析」（厚生労働省）には「高齢者の就業率が高い都道府県ほど一人当たり老人医療費が低くなる傾向にある」ということが示されている。

徳島県上勝町という町名をご存じだろうか。お年寄りが山で採ってきた葉っぱを、都会の料亭に売るビジネスで一躍有名になった。七〇代、八〇代のお年寄りが、毎日パソコンを見ては「いまは楓《かえで》の葉っぱが人気で、値段も高い」などと頭を働かせて、山に採りに行く。年収一〇〇〇万円を超えて、葉っぱ御殿を建てた人もいるというから、たいへんなやりがいになっていることは想像に

老人就業率と1人あたり医療費の相関

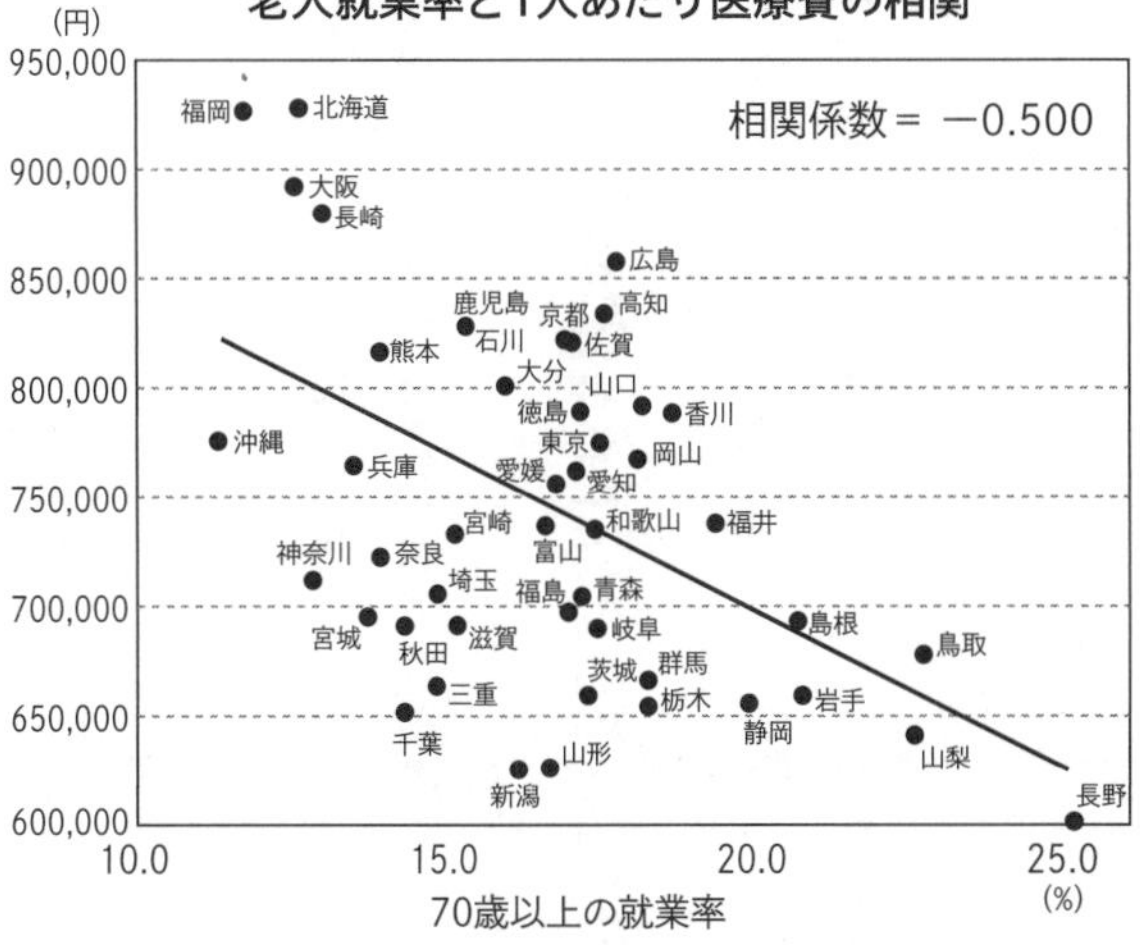

出所：総務省統計局「国勢調査」（平成12年）、
厚生労働省保険局「老人医療事業年報」（平成13年）

難くない。

　この町は県内で高齢化率が一位という山村だ。後期高齢者の一人あたりの医療費は九六万円と、徳島県内平均の一〇四万円を大きく下回っている。

　同じようなＤＮＡを持ち、いまや日本中で同じようなものを食べていながらこうした差がつくのは、働いているか否かの違いが大きい。

　少し前までほとんどの企業で六〇歳が定年だったが、二〇一三年に政府が改定した「高年齢者雇用安定法」によって、六五歳までの雇用確保が義務づけられることとなった。現在は経過措置期間となっているが、二〇二五年四月から六五歳までの雇用確保が義務となる。これを「国は財政が厳しくて年金を払いたくないのだろう」と憤慨する人もいるかもしれない。

しかし**「働いているほうが感情の老化予防にもなるし、若々しくいられる」と肯定的に捉えることもできるのだ。**

お金を使うことと遊ぶことの意味

高齢になると「健康のために働く」だけでなく、「健康のために遊ぶ」「健康のためにお金を使う」ことも大きな意味を持つ。

高齢者は地味にするのが当然だと思われているから、ややもすると「年金でカラオケに行くのはいかがなものか」「年金生活者がパチンコに行くとはけしからん」といった非難になりがちだ。しかし年金生活者はしっかり遊んでくれたほうが消費につながるし、それ以上に前頭葉を刺激することになって免疫機能も上がる。

つまり**高齢者がお金を使って遊ぶことは、病気のリスクを減らすことにもつながるから、「お年寄りはもっと遊べ」と言いたいのである。**

感情の老化を予防するには、歳を取るほど強い刺激が必要だ。

脳の老化によって弱い刺激には反応しにくくなることに加えて、積み重ねた人生経験から多少のことでは心に響かなくなるからだ。仕事で経験を積んでくると、先が読めるからそつなくこなせる。失敗することもなくなるけれども、面白さは薄れてくる。「先が読めてしまう」と刺激が失せるだけでなく、興味や関心までも色褪《あ》せる。

その対極にあって強力な刺激を与えてくれるのは、たとえばギャンブルだ。予想どおりになって歓喜したかと思えば、手ひどく裏切られて悲嘆にくれる。

日本でも外国人観光客を集めるために、特区を作ってカジノを開けばいいというアイデアが続いているし、ＩＲ整備法も成立した。私は、六五歳以上に限るというアイデアもあっていいと思う。若いうちにあまりギャンブルにはまるのは問題でも、歳を取ってからは脳にもいい。

勝った人の金目当てに、美女が集まるというのが世界中のカジノの通例だから、これも高齢者の若返りにつながる。人生を長く生きてきたごほうびを与えながら、ちゃんとお金を使ってもらえて、しかも、若い人たちから羨ましがられるような仕組みを作ることがポイントだ。ただし前述のように前頭葉が老化すると、ギャンブル依存症にもなりやすいから、そのチェックも必要になるが。

お金を使うから大切にされる

資本主義社会とは「お客さまは神さまです」の社会である。お金を使うことによって自己愛も満たされるし、よりよいサービスが受けられる。

お年寄りがケチだとお年寄りを粗末にする社会になるし、派手にお金を使ってくれると、急に接客態度がよくなる。「あさましい」とか「不道徳的だ」とか顔をしかめる人もいるかもしれないが、それが現実であることを直視したほうがいい。

新型コロナでそれが止まっているが、中国人が豊かになってお金を使うようになって以来、日本では旅行会社から老舗旅館、百貨店、家電量販店のほか、あらゆる業種が手のひらを返したように中国人向けのサービスを用意するようになった。資本主義の国で生きる以上、それが当たり前なのだ。

日本はまだまだ高齢者がお金を使わない社会である。ここが、超高齢社会を考えるうえでの大きな問題点だ。

お年寄りがお金を使って遊ぶと、高齢者向けのビジネスも盛んになる。生涯現役とは、現役として一生働くという意味だけでなく、生涯現役の消費者であるという意味でもあるのだ。

消費者として、お年寄りが大事にされるようになると日本は変わる。

たとえば「お年寄りはお金を使う」というコンセンサスができてくると、必ずテレビ番組の質も変わってくる。つまりはこういうことだ。

お年寄りはテレビを見ている時間が多くなるものだが、いま作られている番組は若者向けのものが圧倒的に多い。とくに民放で顕著なのは、スポンサーの製品やサービスを宣伝して、消費者に買ってもらうビジネスモデルが前提にあって、お金を出して買うのは若者だと思い込まれているからである。

たしかに、お菓子とかラーメンやゲームなどは若者しか買わないかもしれない。しかし自動車のテレビＣＭに若者に人気のタレントを使ったからといって、その自動車を買うかどうかは別の話だ。若者のテレビ離れが激しいと言われるのに、いまだに若い世代が消費の中心にいるかのようだ。

自動車会社がスポンサーのドラマでは交通事故が起きないことはよく知られているが、過剰なまでのスポンサーへの配慮から、番組自体もどんどん浅薄なものになっていることも否めない。高齢者になるとテレビを視聴している時間がどんどん増えていくのだが、「時代劇の再放送しか見たい番組がない」ということになってしまう。

日本人のテレビ視聴時間は一〇代が最も短く、次いで二〇代、三〇代の順で短い。年齢が上がるほど増えている。アメリカでは二〇〇八年にテレビ視聴者の平均年齢が五〇代に到達したという。

お年寄りのほうがテレビに対する親和性も高いのだから、お金を使う消費者であると認識されれば、テレビ番組の質が向上することは、まず間違いない。

金融資産税の検討も

少し横道にそれるが、**高齢者が塩漬けにしているお金を動かすことで、停滞している日本経済も蘇る。**というのも、二〇〇〇兆円を超したと言われる個人金融資産の約六割を、六〇歳以上の世代が持っている。このお金が動かないことには、景気回復はありえないからだ。

ところが高齢者ほど一円も減らしたがらないから、いまの時期、株も買わないという人が多い。

「こんなときだから、面白い」と株を買ってみることで前頭葉が若返るのだから、それだけで投資分は取り返せるかもしれない。

高齢者が積極的にお金を使うために、私は固定資産税だけでなく金融資産税を設けるべきだと考えている。銀行預金にしておけばお金が減らないことに慣れているからだ。

先祖代々の土地に住んでいても、固定資産税はかかる。大金の場合、使わないでじっとお金を寝かせているのに、まったく減らない。利息には税金がかかるものの元金は減らないから、一円も減らしたくない高齢者は、資産を銀行で塩漬けにしているのである。

もし金融資産税を年に一%取ったとすると、二〇年長生きしたら二〇%目減りすることになる。こうなるとお金を使わざるをえなくなる。しかも銀行預金には金融資産税はかかるけれども、国債は金融資産税を免除にすると、無利子国債も出せることになる。

だから無利子になれば、いま膨大な額になっている国債費の一部が浮くわけだ。大反対を覚悟で金融資産税を導入したほうがいいと思う。
個人金融資産二〇〇〇兆円なので、金融資産税が一％なら二〇兆円である。
これは消費税の九％分に当たる。

第5章

がまんは老化の元

ヘタな節制がかえって老化を進める

「不老長寿」というと、中高年には仙人のイメージが湧いてくるのではないだろうか。古木のようにやせ細った老人が、長生きするように思い込んでいる。節制して枯れた姿が、日本人の美意識にあることは否めない。

江戸時代のベストセラーである『養生訓』は、「少食にしろ」「適量をわきまえろ」「大声で騒いだりせず、気を養え」と何度も繰り返される。多食、多欲を慎んで節制することが健康長寿の秘訣と主張するのである。著者の貝原益軒は儒者だから、道徳的なことを説いたのだが、これが日本人の感覚になじみよかったのだろう。

貝原益軒が生きていたのは三〇〇年も昔のことだが、いまでも節制や粗食が長生きの最大の条件のように思われ続けている。

そのおかげもあってか、いま「飽食の時代」と言われても、日本には欧米のように極端に肥満した人はいない。太りすぎて歩けなくなったとか、手術して胃を小さくしたという人はアメリカに比べると極端に少ないのである。いわば「本物のデブ」はいない国なのだ。

ところが「コレステロール値が上がるから、卵は食べないほうがいい」「肉は減らしたほうがいい」「油は肥満の原因だから、できるだけ摂らないほうがいい」などと、大騒ぎになる。騒ぐだけならまだしも、こうした節制が健康常識となるのは危険である。

何ごとにも中庸があるわけで、いま中庸にいる人が節制すると体に悪いのだ。

つまり血糖値や血圧が明らかに高いというのなら、下げることも必要だろう（本当はこれに関しても諸説ある）。しかし、血糖値や血圧が正常値なのに「低いほうが安心だから、もっと下げよう」などとは、まともな人は考えない。理想的なポジションにいる人も、わざわざ逸脱しようとしているのが、現在のダイエット・ブームだ。

血糖値や血圧に問題がなく、やや肥満という人が、そこから食事の量を減らしていくとビタミンやタンパク質、コレステロールなどの栄養が足りなくなってしまう。

ダイエットは多くの場合、代謝を悪くして老化を進めてしまう。

というのもブドウ糖をエネルギーに変えていく過程には、ビタミンなどの物質が欠かせない。不足すると、摂取したカロリーをエネルギーとして有効活用できない。そして消費できないから脂肪の形でたまっていく。基礎代謝が悪い、すなわち歳を取った体になるわけだ。

だからお腹が空いて辛い思いをしているのに、全然やせないという悪循環が起こる。よく中高年で「若いころよりずっと食が細っているのに太る」という人がいる。これは代謝が悪くなっている典型的なケースだ。

概して「足りない」ほうが「余っている」よりも体や脳に悪い。しかも歳を取れば取るほど、不足したことによる害が出やすい。これは体の恒常性を乱すようなことが起きたときに、適応の幅が狭くなるからである。

たとえば、子どもは炎天下で遊んでもスポーツの練習をさせても大抵は平気だが、老人は少し脱水状態や栄養失調を放っておかれると、途端に死んでしまう。子どもも老人も社会的には弱者の範疇《はんちゅう》だが、体においてはまったく違う。人間の体では、想像以上に複雑で精緻な仕組みが機能している。**嫌われ者のコレステロールも細胞壁の材料だから、不足すると体はしぼんで見えるし、肌もつややかさがなくなる。セロトニンを脳に運ぶことにも関わっているから、うつのようになって元気がなくなる。**ヘタな節制がかえって老化を進めてしまうのだ。

日本の中高年は、禁欲的な暮らしをすることが体にいいと信じすぎてきたきらいがある。何となく節制したほうがアンチエイジングになるとか、ダイエットしたほうが健康的だと思いがちだが、江戸時代初期の貝原益軒の時代ならともかく、逆に老化を進めてしまうことが、現代では明らかになっているのである。

ダイエットすると飢餓レベルに近づく

第二次世界大戦後、日本は早い時点で食料危機を脱したので、栄養失調という言葉は一九六〇年以降、ほぼ聞かれなくなった。最近では「失調」という語意から、食べすぎの害のように思われてもいるけれども、もちろん栄養不足を意味している。

ところが現代の日本でも「食事を減らそう」「ダイエットしよう」とすると、栄養失調に陥りかねないのだ。

一日のカロリー摂取量で言えば、六七ページの表でも示したように、いまは二〇〇〇kcalを下回って終戦の翌年とほぼ同じだ。一六〇〇kcalを切れば飢餓とされるから、平均的な日本人が食事を減らすと飢餓のレベルに近づいていく。

節制やダイエットとなると、カロリーに気を取られて、栄養への配慮がおろそかになるから、タンパク質やビタミン、微量元素などが欠乏しやすい。結果として栄養不良、栄養失調へ一直線である。栄養失調になるレベルだから、体に相当のストレスがかかっている。そのストレスは老化を促進してしまう。**カロリーにしても肉類の摂り方にしても、減らしすぎることの弊害が老化という形で顕著に現れるのだ。**

カロリー摂取の最右翼にアメリカがいて、やや少ないところにヨーロッパがいるとすると、日本はその隣ではなく、アジアでは北朝鮮に近いポジションになる。三〇〇〇kcal前後も摂っている欧米が食べすぎだから減らすのは妥当だが、日本が減らせば、北朝鮮の栄養状態と変わらなくなってしまうわけだ。

私が北朝鮮問題でいちばん心配しているのは、栄養不足のために人材が育っていないのではないかと思われる点である。思春期に栄養不足だったために、脳も臓器もまともに育っていない人々が膨大に存在する可能性がある。国連の二〇二一年の報告書では栄養不足の国民が全体の四二・四％、一〇九〇万人に達したと伝えている。

金正恩体制はいまだに世界を騒がせているが、いつかは現体制が崩壊するはずだ。そのとき、もし韓国と統合ということになれば、一定水準の労働力になれるのかどうか疑わしい人たちが大量に発生することになる。中国の属国になるにせよ、莫大な費用負担になるはずだし、先述のように子ども時代に慢性的な栄養失調だった人は脳の発達に問題が生じやすく、さらに身長も低いとなると差別される可能性もきわめて高い。

これはもはや「金王朝」の大罪と言うほかはないが、栄養不足の危険性だけは、日本人はもっと認識しておくべきだろう。

本当は恐ろしい栄養障害

私がショーシャ博士と出会ってわが意を得たりと思ったのは、食事が足りないと、さまざまな栄養も不足する点に、彼も着目して研究や実践を重ねていたからだった。

ビタミンの役目は「体の調子を整える」と小学校で教わったはずだ。これを大人向けの言い方にすると、「代謝の過程に関わっている」となる。もっと細かく説明すると、代謝のプロセスには酵素が関わっている。ビタミンは、その酵素が活性を発揮するときの補酵素として働いているのである。

いまでこそこうした複雑なプロセスがわかっているが、ビタミンの存在が学者に認められたのは一〇〇年以上も前のことである。

たとえば、**ビタミンB群が不足すると脚気になる。**これは脚のしびれやむくみ、心不全などが症状で、悪化すると死亡に至る病気である。

昔から多くの人々が苦しんできたが、原因は長くわからなかった。一九世紀に病原菌が次々に見つかったとき、「脚気菌」の存在も疑われている。ビタミンという概念もなかったので、なかなか栄養障害だとは思わなかったのだ。

一九〇四～〇五年の日露戦争では、戦闘よりも脚気による死者が数倍多かったと言われるほど大発生した。先述したように、これは当時の日本陸軍が兵士に白米を食べさせたからだった。白米などなかなか食べられない時代だったから、死地に向かう兵士への温情でもあったのだが、これが徒《あだ》になった。

当時、多くの日本人は玄米や麦飯を食べていたからビタミンB_1は摂取できていたのだが、軍隊に入って白米ばかり食べたことで不足をきたしたのだ。

一方、海軍は海軍カレーを考案して豚肉を食べさせたりエバミルクも与えるなどした結果、脚気はほとんど発生しなかった。

これは海軍の軍医大監だった高木兼寛がイギリスに留学した際に、肉を摂ると脚気がいないことに気づいたからとされる。豚肉はビタミンB_1をたくさん含む代表的な食品だ。陸軍（ここで軍医のトップが脚気を伝染病と疑わなかったので、肉も食べさせず、白米のままで通した）も白米と言わず、肉を食べさせて元気をつけてやろうとなれば、ここまで大量発生はしなかったはずである。

当時はまだビタミンの概念はないし、もちろん発見もされていない。脚気は感染症と目されて病原菌が探されていたのである。日露戦争が終わって、陸軍が予算をかけて調査しても、大量発生の理由はわからなかった。このころの森鷗外は軍医トップの陸軍省医務局長に就いていたが、理論としては最先端のドイツ医学を信奉する彼は、病原菌説を支持して譲らなかったともいう。結局、脚気がビタミンB_1欠乏によるものだと確定するのはおよそ二〇年も後のことである。

海軍は経験則から脚気を防いだのに対して、陸軍は医学理論やドイツ医学の権威を信奉したのだった。この、実効性があって当てになる経験則よりも、理論に拘泥する側が勝つという構図は、いまの医学とまったく対応している。

つまり「コレステロールは悪い」とか「太っているのが悪い」とされ、もっともらしい理論もある。ところが実際にデータを取ってみると、コレステロール値が高いほうがガンになりにくいし、やや肥満の人のほうが長生きしているのだ。観念よりも実際のデータを重んじた海軍では、脚気で人が死なないですんだことを、思い返さなくてはならない。

美味しいもののほうが、体も心も老化させない

ブドウ糖が足りなくなれば、即座に脳に悪影響がある。糖分と酸素は脳にと

って最重要な物質なのだ。だから脳に酸素が足りなくなるとすぐにあくびが出てくるし、必要なものに対しては欲求が出るように人間の体はできている。味覚はその大切な機能である。

人間が「美味しい」と感じるのは、甘いもの、脂肪分、うま味成分＝アミノ酸である。**自分の体に必要なものは美味しく感じるように、生物進化の過程でできあがっているのだ。**甘いものはエネルギーにしやすい糖分だし、脂肪は効率的なエネルギーであるとともに細胞膜の生成や修復に欠かせない。食事で摂ったタンパク質はアミノ酸に分解されてから、私たちの細胞の材料になる。

美味しく感じるものを体が欲しているわけだから、元気がないときは脂肪がいつもより美味しく感じたりする。「肉が食べたいな」「ラーメンが食べたい」というのは体が求めているわけだ。

私が老年医学を研究していて、多くのお年寄りの話を聞いて学んだことの一つが「歳を取ると濃い味付けを好むようになる」ということだ。とくに認知症になると、甘いものを食べるとすごく幸せそうにしているなど、その傾向が強い。

甘いものに限らず、高齢者は薄味よりは濃い味のほうが好きになる。感覚器が鈍ってきたという理由もあるけれども、歳を取ってくると若いころに比べて、糖分であれ塩分であれ欲するメカニズムがある。加齢とともに誰にでも起きる動脈硬化である。

動脈硬化がない血管は、壁が薄くて血液の通路が広いのに対し、動脈硬化を起こしている血管は、壁が厚くなり内側には脂質やマクロファージの残骸がたまって、通路も狭くなる。そうなると、血圧が少し高めでないと酸素が脳に行かない、血糖値が少し高めでないと糖分が脳に行きにくくなる。

当然、血圧や血糖値を高めにしておくことを体が求めるから、前と比べて甘いものが好きになったり、塩辛いものを食べて血圧を上げようといったことが起こる。それゆえ、**加齢とともに血圧や血糖値が少しずつ上がるのは、適応現象である**という見方がある。多くの高齢者を診ている私は、この適応現象説にうなずくところが多い。

また塩分に関して言えば、腎臓には優れたろ過機能があって、塩分の摂取が少なければ尿からほとんど排出しない。このナトリウム貯留機能が若いころはうまく働いて、塩分を摂らなければ、汗は塩辛くならないし、塩味のまったくしない尿が出る。ところが高齢者になると貯留機能が衰えるために、塩分を控えすぎるのに排出される塩分が多くなると、低ナトリウム血症になって痙攣《けいれん》を起こしたり、意識を失ったりしてしまう。

低血糖であれ、低血圧であれ、低ナトリウム血症であれ、歳を取ってからは何かと足りないことの害が出やすいのである。私はふだん暴走や逆走をしない人が、それをして事故を起こすのは、これらの害で意識障害を起こしているためだと考えている。

快体験は免疫力を上げる

人間は進化の過程で、体が欲しているものを美味しいと感じ、それを食べてきたから生き残ったと考えられるので、美味しいと思うものを食べることは馬鹿にはできない。

ただ、飢えの心配がなくなった飽食の時代になると、本能が壊れてきて、必要以上に甘いものや脂肪を摂ってしまう場合がないわけではない。それでもほどよく甘いものや、脂肪分をほどよく含むものが美味しく感じることも多いわけで、味覚と必要としている栄養の関係は連綿と続いているのである。

さらに言えば食べること自体、幸せなことだ。**美味しいものを食べるという快体験は、免疫機能の維持やうつの予防にいい影響を与えている。**

これには二つデータがある。

日本はガンで死ぬ国だと先に述べた。ガン発生のモデルの一つは、細胞分裂を繰り返すうちにミスコピーされた出来損ないの細胞が勝手に増殖してしまうというものだ。まず加齢とともに、ミスコピーが増える。しかも本来は出来損ないの細胞を、NK細胞という免疫細胞が異物として排除してくれるのだが、NK細胞の活性は二〇歳あたりがピークで、以降は年々低下する。最終的には

NK細胞の活性がミスコピーの数に追いつけなくなり、ガンが増殖するというモデルである。

事実、年齢を重ねるほどガンになりやすい。もちろん若くしてガンを患って亡くなる人もいる。活躍中の芸能人が亡くなることもあるから、年齢にかかわらず命を落とす病気だとも思われている。だが、昔の結核のように若い人もかかる病気なら、平均寿命を下げるはずだ。実際は、高齢化が進んでガンの比率が上がっているのである。

このモデルによるガンを防ぐには、細胞のミスコピーを防ぐか、免疫細胞の活性低下を防ぐかということになる。

ミスコピーに関しては、将来はビタミン類の投与や、その他諸々の治療で減るかもしれないが、現在ではコントロールできていない。しかし、免疫細胞の活性についてはいくらか研究が進んでいる。

その一例が、次ページ上のシドニー・ジスーク教授の研究だ。夫と死別したときうつ病になった人と、ならなかった人でNK細胞の活性を比較している。

うつ病になった未亡人のNK細胞活性

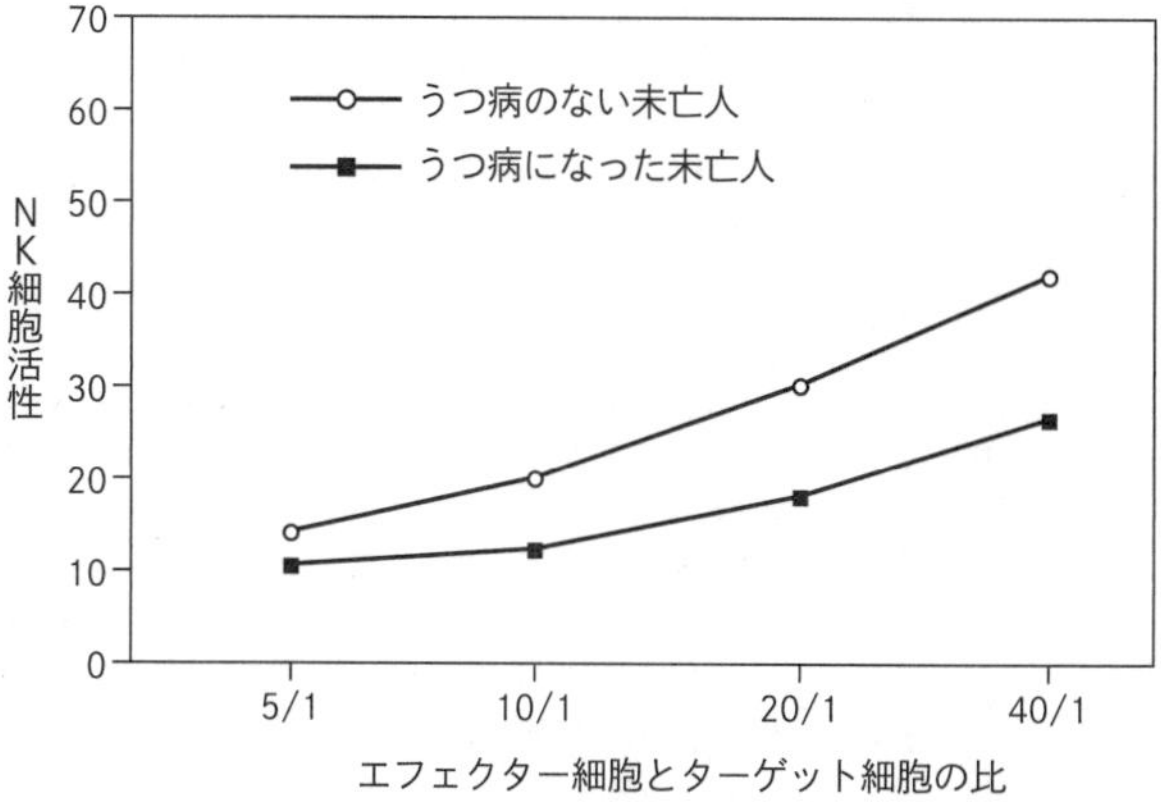

Natural killer(NK)cell activity in widows at 2months, From Zisook et al

笑いの効用――笑いによる「NK細胞」の活性化

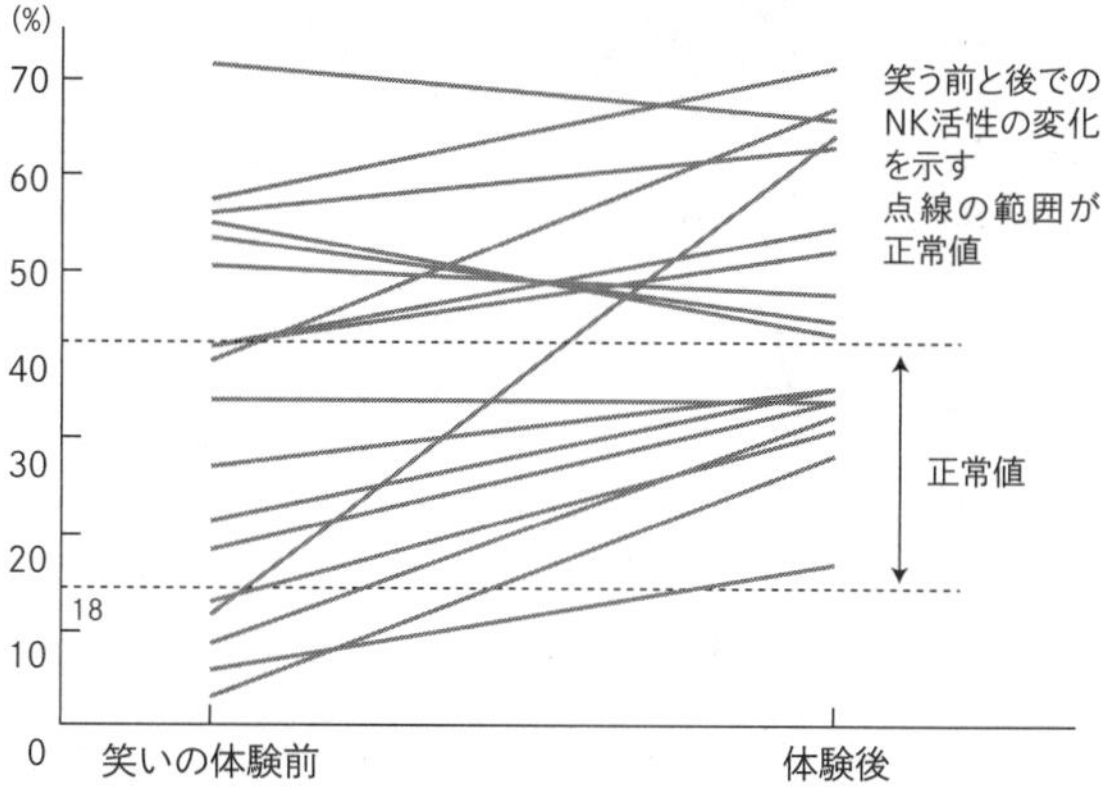

うつになった人はならなかった人よりも、ＮＫ細胞の活性が低い。

また前ページ下のデータは、笑いとＮＫ細胞の活性の関係を示している伊丹仁朗博士の研究だ。これは「なんばグランド花月」に、ボランティアの被験者を連れていって漫才を見せ、その前後での変化を調べたものだ。ＮＫ細胞の活性はまちまちで、正常より低かった人も異様に高かった人もいるけれども、漫才を見て笑った後は多くの人で上がり、逆に高すぎた人の一部は下がって、正常域へと戻っている効果がわかる。

ＮＫ細胞の活性は辛い体験で低下し、快体験によって上がる。恋愛したりギャンブルで勝ったりすることも強い快体験だから、よさそうだ。

ただし恋愛の場合はふられることもあるし、ギャンブルの場合は手ひどく負けることもある。激しく落ち込むとＮＫ細胞の活性を下げてしまうことになるが、**美味しい食事は裏切らない。免疫細胞へのいい影響が期待できる。**

ダイエットの何が怖いか？

ビタミン類、タンパク質、脂肪などは、体が老化しないために中高年も含めて、歳を取るほど必要になってくる。しかも、年齢とともに足りないことに弱くなる。

では若いうちならダイエットしても平気かというと、そうでもない。たしかに食事を一回や二回抜いたからといって、直ちに倒れたりはしないが、別の理由で危険がある。

ことに問題が大きいのは思春期のダイエットだ。臓器の発達期に重なるから、この時期に低栄養の状態が続くと、後から栄養を足したからといって発達してくれるとは限らない。たとえば子宮や脳は、思春期に成長し損なうと、その後の発達は悪くなる。

私は**精神的に不安定な子どもが増えていることや、これだけ不妊に悩む人が**

増えている背景は、明らかに思春期にダイエットを煽りすぎているためだと確信している。

とくに不妊に関して言えば、結婚年齢が高齢化しているという理由はある。しかし二〇代から子どもが欲しくても妊娠しないために、三〇代になって不妊治療を始める人も実に多い。食べ物は明らかによくなっているし、外見上の体の発達もよくなっているにもかかわらず、である。これほど不妊の多い国はあまり聞かない。私の知る不妊の名医の話では、訪れる人のかなりの部分が思春期にダイエットをした人だという。

「草食系」という言葉が流行っているように、性欲の低下も一因として囁かれるけれども、これは不妊の原因ではない。セックスをしてなくて子どもができないのならば、すればすむ話である。人工授精という手もある。もっとも、子宮や脳の未発達で性欲の低下が起きている可能性がないわけではないのだが。

いまほどダイエットが叫ばれなかった時代の女子は、高校生のころまではぽっちゃりしていて、大学生や会社に勤めるころになるとやせてきた。これが自然の摂理だったのだ。思春期は、女性ホルモンが急増する時期だから太りやすい。そんなときに、やせるために涙ぐましいほど食事をがまんするわけだから、必要な栄養素が不足してしまう。

最近になってカロリーは控えても、プロテインだのアミノ酸だのビタミンだのと加えたダイエット食品が登場している。早くから登場したのがアメリカ由来の製品だったのは、それだけダイエットによって深刻な問題が起きていたからだと推察している。

ダイエットはその後の人生を左右する。中高年以降は一気に老化を促進したり、体に深刻なダメージを与えてしまう。四〇歳からの平均余命を見れば、明らかにやせ型のほうが短命なのである。しかもある程度の年齢からは、中肉中背ぐらいのほうが、やせた人より若く見える。こうした点も含めて、ダイエットを捉え直したほうがいい。

もし体重を落とすのであれば、下げても標準体重レベルぐらいまでだ。カロリーを控えめにするつもりなら、お菓子やデザートのような甘いもの、炭水化物を多少控えて、脂肪やたんぱく質、ビタミンなどが不足する状況を作らないことだ。

血圧も血糖値も下げすぎのほうが怖い

「足りない」ことは「余っている」よりも悪いと述べたが、血圧や血糖値といった数値も、高いよりも低すぎるほうが危険度は高い。

極端な例だが、死の間際になると血圧も低下して、二〇とか三〇になったら昇圧剤を注射し、反応しなかったら助からない。逆に血圧が三〇〇になったとしても、脳に動脈瘤でもない限り、すぐに脳の血管が破れたりはしないのだ。もちろん三〇〇もあるような状態を放置しておくと、深刻な動脈硬化や心臓肥大などを起こすから下げなくてはいけないが、即死にはつながらない。

血糖値なら食後二時間での数値が一八〇mg／dℓ未満を問題ないとしているけれども、六〇〇を超しても（実は私は何回も経験している）意識などに影響はない。こちらも何年も放っておくのはまずいが、短い時間であれば耐えられる。ところが四〇くらいまで下がると意識を失い、二〇、三〇まで下がると、死が数時間のオーダーに迫っている。

つまりは**血圧も血糖値も、低いほうがはるかに怖い。**高齢者の医療に携わっていると、下げるのは非常に怖いことだという認識がある。

最近は自分で打つインスリン注射が普及しているのだが、糖尿病を治療する医者たちは、血糖値をきちんとコントロールしようとすると、一日に一回の注射よりも三回打つ注射がいいなどと処方する。ところが高齢者で軽いもの忘れが入ってしまうと、四回打ってしまって低血糖を起こすような場合が起きる。

通院で治療している人でも問題が起きる。朝、病院で測った血糖値よりも明け方の血糖値はかなり低いことが多いので、午前中の血糖値を正常にしようとすると、明け方の五時くらいにひどい低血糖になる場合もある。

低血糖が起きたとき、いちばん多く見られる症状が失禁だ。物忘れもひどくなる。そんな状態を放っておくと完全に認知症のようになってしまう。高齢者の糖尿病が専門で、浴風会病院にいた板垣晃之医師は、インスリンを減らすと失禁も認知症の症状も収まることを発表している。これもまた、年齢を重ねると「低いこと」に対する耐性がなくなってくる一例だ。

血糖値に関しては、一〇〇ページで触れたように正常まで下げようと強くコントロールすると、かえって生存率が下がる。以前は「下げたほうがいい」とされていた常識が、アコード調査や『ランセット』に載った論文によって覆ったのである。

おそらく同じことがコレステロールついてもありそうだと、最近は問題になっている。免疫機能や、セロトニンを脳に運ぶことなど、さまざまな作用があるからだ。

何につけ「低く少ないと危険が多い。害がある」という認識が、一般の人から医師に至るまであまりにも共有されていない。

私が診ている高血圧の患者さんでも、薬が効いてきて正常値に戻ったので減らそうとすると、がっかりする人が多い。「もっと下げたい」という気持ちになっているのである。

アンチエイジングと健康の本当の第一歩は、「体重は減らしたほうがいい」「何でも低いほうが健康によさそうだ」など、素朴な概念から抜け出すことかもしれない。

酒とタバコの高齢者における意味とは

二三三ページのグラフは、高血圧の人が降圧剤を飲んだ場合と、飲まなかった場合の死亡率の差を年齢別に調べたものだ。三〇年以上も前のデータだから、もう少し副作用の少ない薬が出ている現在ではここまで極端な結果にならないかもしれないが、傾向は同じである。

これによると、六〇歳の段階なら薬を飲まなければ、毎年一〇〇〇人中で約一〇人が死亡している。薬を飲むと死亡は三人ぐらいに減る。年齢を重ねるほど両者の差は小さくなって、八〇歳を超えると差がなくなっていることがわかる。つまり、飲んでも飲まなくても変わらなくなる。要するに、薬を飲むことのメリットと副作用のデメリットが変わらなくなってくるのだ。

酒やタバコについても同じことが言える。歳を取ってからは、やめてもやめなくてもあまり変わらない。それなら中高年ではどうだろうか。まず酒について述べると、幸か不幸か日本人には、いわゆるアルコール分解酵素を持たない人が多く、肝臓や胃が弱いせいもあって欧米レベルのアルコール依存症はあまりいない。

私がアメリカで暮らしていたとき、二〇〇キロはあろうかという巨体の中年が毎日、ガロン売りされている安酒を買っていく光景を目撃した。

私が住んでいたカンザス州の隣、ミズーリ州は穀倉地帯で、ここではミズーリウイスキーという安酒が造られていた。アメリカの酒でよく知られているのは、ケンタッキー州のバーボンや、ケンタッキー以外で造られるテネシーウイスキーだろう。ジャック・ダニエルはテネシーウイスキーの代表的な存在だ。こうした酒は蒸留後六年から八年は樽の中で熟成させる。バーボンなら標準が

心脳血管障害による死亡率に与える降圧治療の影響と年齢

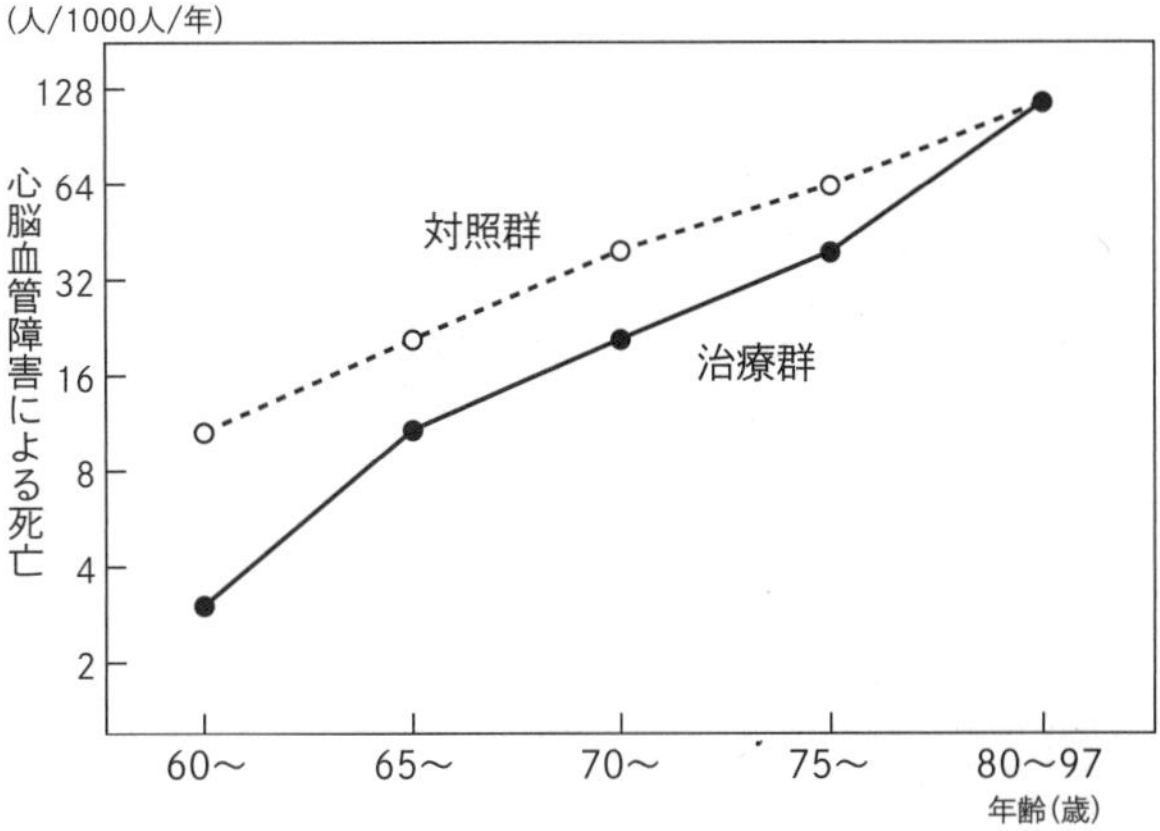

Amery A et al: Lancet Ⅱ: 589, 1986 より引用、一部改変

八年、少し高級だと一二年だ。

一方、ミズーリウイスキーは三年程度の熟成で出荷する安酒である。アメリカで安酒はガロン売りされている。一ガロンは約三・八リットルだから、一般のウイスキーボトルで五本分以上の量がある。それを毎日買いに来るのである。

アルコール度数は四〇度ほどだから、日本酒に換算すれば約五升ということになる。日本で毎日一升飲み続けると、かなりの依存症と言われるが、五分の一しか飲んでいないという計算だ。肝臓が強いのも考えもので、こういう国では脳が侵されてしまう。

そんなアルコール依存症の人が、アメリカには人口比にして日本の数倍いるとされる。ロシア人も七〇度、八〇度のウォッカをあおるように飲むから、やはり脳が侵される。

アルコール依存になるほど飲むのは論外として、健康に悪影響のない量はある。ショーシャ博士はワインでハーフボトル（三六〇cc）までは大丈夫だという。日本酒も二合、ビールで大瓶一本程度だ。日本人は少し酒に弱いからその半分としても、このくらいの量なら、老化には悪影響がないようだ。

「百薬の長」と言い習わされてきたように、**適度に酒を飲む文化圏は長生きしている。**フレンチ・パラドックスで知られるフランスやイタリアがそうだ。**歳を取っても多少はアルコールをたしなんで、元気がいい地域である。**

六〇代以下ならタバコはやめる

適量を飲む限りデメリットになることはなさそうな酒とは違って、**タバコはやめたほうがいい。明らかにガンになる確率は高くなる。**

喫煙者の中には「ガンになってもいい。太く短く生きるんだ」などと、うそぶく人もいるけれども、ガンはともかくとして、太く短く生きられない可能性がある。つまりQOL（クオリティ・オブ・ライフ）の低い状態で、苦しみながら長生きしかねない。

というのも、ガン以外にタバコには二つの大きなリスクがある。その第一が、動脈硬化を進めることだ。そのため喫煙者のほうが明らかに心筋梗塞や脳梗塞になりやすい。微少な血管の動脈硬化が進んでしまうと小さな心筋梗塞、小さな脳梗塞を抱えた、ヨボヨボした年寄りになりかねない。とくに多発性脳梗塞は、脳血管性の認知症の原因として非常に多い。寝たきりや認知症の原因が、自覚症状はなくても進行しているから恐ろしい。

もう一つのリスクが肺気腫である。酸素と二酸化炭素を交換している肺胞という組織が破壊される病気で、息を吸っても吐き出せず酸素を取り込めないから、空気中なのに溺れるようなもので非常に苦しむ。

ガンになってもタバコをやめない人はいるけれども、肺気腫になるとまずやめる。それほど苦しいわけだ。その最大の要因がタバコで、患者のほとんどが喫煙者である。肺気腫をいったん発病すると、健康な肺には戻らない。進行を止めることもできないのだ。タバコをやめること、それが最大の予防法なのである。

「ガンになってもいい」とうそぶいていた人がガンになるならまだいい。緩和医療がもう少し進めば、早死にすること以外、それほど辛くはないからだ。問題はガンにならなかったとき、前述したリスクが大きすぎる。

本章のタイトルは「がまんは老化の元」だし、私はタバコ以外のほかのがまんは中高年の人にあまり強いたくないが、**本書の読者が六〇代以下であれば「タバコはやめたほうがいい」とアドバイスしたい。**細胞を老化させる原因になるだけでなく、先述のとおりＱＯＬを大きく低下させる病気を引き寄せるとわかっているからだ。

高齢喫煙者と非喫煙者の累積生存曲線
65〜69歳老年者の累積生存曲線（Kaplan-Meier法）

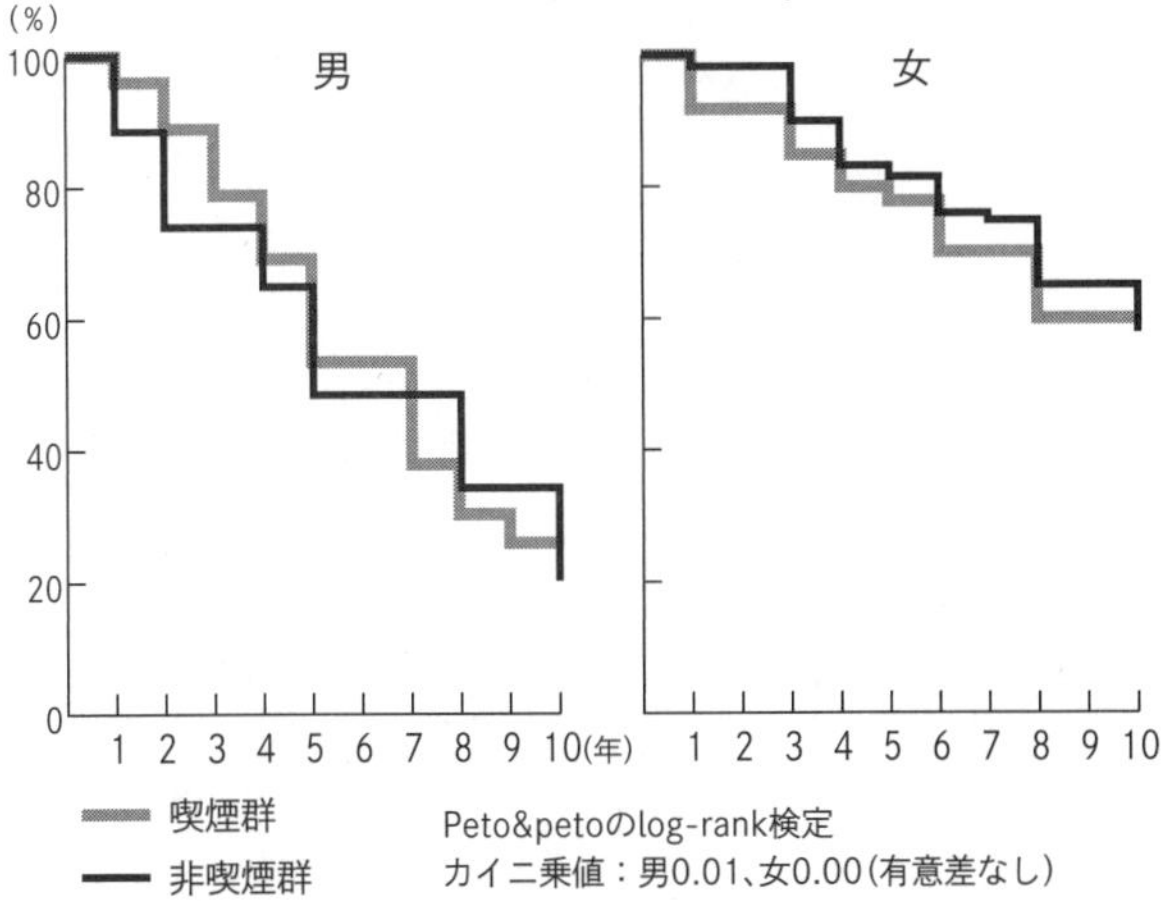

Peto&petoのlog-rank検定
カイ二乗値：男0.01、女0.00（有意差なし）

しかし、もし読者が七〇代なら話は別だ。上のグラフは浴風会の老人ホームで調べた喫煙者と非喫煙者の生存曲線だが、六五歳を超えるとほぼ変わらない。

なぜこんなことが起きるのかといえば、喫煙によってガンや心筋梗塞になる人は、ホームに入る前に亡くなっている可能性が高い。ホームに入った時点で、五〇年以上吸い続けて肺ガンにも心筋梗塞にもなっていない人は、タバコに強い遺伝子を持っているのかもしれない。将来、医学がもっと進歩すると、遺伝子を調べて喫煙しても心筋梗塞にならないとか、肺気腫にならないとかがわかるようになるかもしれない。

それでも受動喫煙の問題が残るから、周囲の人に迷惑をかけてしまう。

いくら「老化の原因だから、がまんはしないほうがいい」とはいえ、酒乱のようなアルコール依存症や家族まで不幸のどん底につき落とすギャンブル依存症も含め、「人に迷惑をかけない」という節度は保ったうえでの「がまんしない生き方」であることは言うまでもない。

性欲は若さの元

長年、女性誌のキーワードは「モテ」になっている。「モテるためのファッション」「モテるためのメイク」などが、若い女性向けだけでなく四〇代、五〇代向けの雑誌でもテーマになっている。

ここでいう「モテ」とは、「男性の目を意識しつつも女性からも好かれる」といった意味らしいが、何歳になっても異性の目を意識することは非常に大切である。

事実、最近になってとくに女性が顕著に若返っている。五〇代は少し前の三〇代並みに若々しい。世の中全体が、四〇代、五〇代、六〇代になっても「まだ恋愛ができる」と認める方向性になってきたのは非常に好ましいことだと思う。

モテたいと思うから、若返る気にもなるわけだし、外見にもこだわるようになる。これは当然、感情の老化予防につながる。実際に「きれいですね」「若いね」と誉められたり、食事やお酒に誘われるなどモテたりすると、快体験だからNK細胞の活性は上がる。

「男であること」「女であること」を意識すること、つまり性的にアクティブであることは、前頭葉機能や免疫機能の維持にプラスに働くのだ。それだけでなく、更年期を遅らせる可能性が高い。

この時期に発生するさまざまな体の不調、更年期障害は男女ともに起きるの

だが、性的にアクティブだと軽い症状で乗り切れる。ホルモン補充療法に頼らず自然な形を望むなら、性欲は維持したほうがいい。

以前、私が、郷ひろみさんのマネージャーの方からコンサートの招待券を何枚かいただいたのだが、あいにく予定が入っていたので妻が友人二人と出かけていった。当時、友人たちは五〇歳を超え、妻よりやや年上、郷ひろみさんに熱狂した世代である。

ものすごく一体感のあるコンサートだったので、声を上げて盛り上がったという。熱血が胸にあふれる思いがして、最初から最後まで寸秒も座っていられなかったらしい。その翌日だったか、友人の一人から妻あてにメールがきた。

「何年かぶりに生理が戻った」というのである。

憧れのスターを間近にして、血を熱くするだけでホルモンのバランスが若返るのだ。心の働きがホルモンの分泌に大きく関わっていることを、改めて確かめた思いがした。

手を握るわけでもなければ、二人で間近に会話するわけでもない。ましてセックスなどしなくても、ホルモンは盛んに分泌される。いわゆる「追っかけ」ですら、ホルモン補充療法に匹敵するほどなのだ。毎年、ディナーショーに行く人は、それで若返っているとも言えそうだ。

ちょっと前の話になるが韓流ブームでは、「追っかけ」をする中高年女性が大量に現れて、揶揄や批判をされた。しかし若返りという意味からは、文句を言われるようなことではない。若返りの効果があった人も多かったはずである。今はジャニーズ事務所のアイドルなどにも中高年女性の「追っかけ」が当然のようにいるから、市民権を得たのだろう。

若さを保ちたいなら、中高年こそ胸をときめかせる体験が大切なのだ。家庭争議になって心労を重ねるのはまずいけれども、その種のトラブルにならなければ男女の出会いの機会が増えると、まず若返る。

しかしながら、日本では性的なものがタブー視されすぎてきた。女性に格別な貞淑さを求めてきた反動からか、中高年の男性がアダルトサイトに興味を示したりすると、あからさまに軽蔑されたりする。官能小説にしても、理性的な男性が読むべきものではないと嫌悪する人もいるだろう。だが、こうしたポルノグラフィーも他人を不愉快にさせるなど迷惑をかけない限り、否定すべきものではないのである。

四〇代後半とか、五〇代になってアンチエイジングを考える年代になったら、性にまつわるタブーにとらわれてあまり潔癖になったり、恥ずかしがったりして性的なものを遠ざけていると、かえって老化を進めてしまう。

バイアグラは血管を若返らせる

バイアグラという薬の名を、聞いたことのない中高年はいないと言っていいだろう。

ある年代になって勃起しなくなった人や、勃起力が弱くなった人を救う薬として、一九九九年に日本でも認可され一躍有名になった（ED＝勃起不全という言葉もこのときから広まった）。

誰もが知っているのに「バイアグラが世界でもっとも売れなくて、製薬会社のファイザーががっかりした」と言われるのが日本である。

日本の中高年たちは、ＥＤになっても薬を飲んでまでセックスをしようとは思わない。奥さんとセックスできないと、離婚の原因にもなる欧米とは深刻度が違う。中高年の夫婦はセックスは卒業するものだという思い込みもあってか、バイアグラを買うのは浮気を楽しむためだとも思われがちだ。

泌尿器科に行けば保険は利かないが処方してもらえるのだが、いまだに個人輸入したり、インターネットで売買されたりするようなアンダーグラウンドな薬のイメージがある。日本人が性に淡白なのか、性のタブーが強いことの証拠なのか、とにかく日本では売れていないという。

もともとこの薬は、狭心症の治療薬として開発されたものだ。血管拡張作用が心臓よりも陰茎に対して強力に働いたため、ＥＤの治療薬として世に出たのである。

ところがバイアグラの作用は、それだけではなかった。最近、血管内皮機能も高めることが注目されているという。要するに、血管の内皮が正常に筋肉のような形で動く働きをさせるので、動脈硬化を起こして流れの悪くなった血管の若返り作用があるというのだ。

この話を教えてくれたのは、私の東大の同級生である順天堂大学医学部の堀江重郎教授である。「血管が若返るから、和田さんも飲んだほうがいいですよ」と勧められた。

飲み続けると血管が若返って、さまざまな体の機能も改善する。たとえば耐糖能（上昇した血糖値を正常に戻す能力）が向上したり、酸化ストレス（生体内で活性酸素種の生成と消去システムのバランスが乱れ、活性酸素種が過剰になる状態）を減らしたりといった効果があるそうだ。

そのためには、セックスの前にだけ飲むのではなく、バイアグラより長時間作用があるシアリスやレビトラという薬を一日一回から二日に一回程度の頻度で飲み続ける必要があるのだが、問題は高価なことだ。一錠一五〇〇～二〇〇〇円程度するから、月に三～四万円かかることになる。動脈硬化に効果的な薬は少ないから、動脈を若返らせる薬は魅力的だが、本来が連用する薬ではないから高くつく。

とはいえ、血管が若返って性生活も充実するわけだから、当てにならない強壮剤や老化予防を謳う健康食品に大金をはたくらいなら、ずっと効果的だと思う。

バイアグラは、狭心症にかかってニトログリセリン製剤を飲んでいる人が、一緒に飲むと心停止になるような副作用の面ばかりが報道されたが、老化防止についてはまったくと言っていいほど知られていない。

がまんすることが美徳の国では、バイアグラは享楽的で退廃的な薬だというイメージがあったことも否定できない。それだけに悪い情報が流れやすかったのだとも思うが、性機能以外も若返ることは、もっと知られてもいい。

第6章

日本人はなぜ若返ったのか？

島耕作と磯野波平

欧米に限らずアジアの国々でも、同じ年齢なら概して日本人が若く見える。ことに中高年になってからは、外国人は加速度がついたように顔にシワが増えたり、肌つやが衰えたりして老け顔になる。これは誇るべきことだ。

では日本人が昔から若々しかったかというと、そうではない。本書の冒頭で触れたように、『サザエさん』に登場するお父さん・磯野波平は五四歳の設定だった。昭和二〇〜三〇年代の写真や映画を見ても、昔の日本人はずっと老け込んでいて、年上に見えるだろう。調べ物などで昔の新聞をひもといて写真を見ると、人々の姿は昭和四〇年代に入っても、みんな年齢よりも上に見える。

私が生まれた昭和三五年当時、一般的な企業の定年は五五歳で、平均寿命は男性が六五歳、女性でようやく七〇歳に達したところだった。三〇代は立派な中年だし、四〇代はそろそろ初老、五〇代になれば少し老け込んだ人なら見た目は老人の範疇に入る。

漫画の世界で、昭和の中高年代表が磯野波平なら、平成の代表は島耕作だ。

こちらは昭和二二年九月生まれという設定だから現在は七五歳。連載開始当初は、大手電器メーカーの課長だったが、部長、取締役、常務、専務、社長、会長、相談役を経て別会社の社外取締役になった。

六〇代に入って多少白髪が描かれるようになるも、頭髪はいささかも後退してないし、体型も腹が出ていなくて若々しい。

現代の中高年は磯野波平よりもかつての島耕作に近いのではないだろうか。

実在する人物でも、福山雅治さん、中居正広さん、西島秀俊さん、石田ゆり子さん、天海祐希さんといった人たちが五〇代である。昭和三〇年代に五〇代だった東野英治郎、笠智衆、坊屋三郎、浪花千栄子の各氏たちと比較すると、違いは一目瞭然である。

明らかに半世紀くらいで若返りが進んでいる。アンチエイジングの面から言えば、日本はすこぶる優等生なのだ。アンチエイジングというと美容の話だと思われがちだが、ガンも心筋梗塞も認知症も老化病であることはすでに述べた。

同じ老化病でも、心筋梗塞は血管の老化がきっかけとなって比較的早くから起きる。一方、細胞レベルの老化病であるガンは六〇代、七〇代あたりで増え始め、脳神経細胞レベルの老化病であるアルツハイマー型の認知症は、八〇代で急増する。逆説的だが、**血管が若いがゆえにその年代まで生き延びた結果、ガンや認知症にかかっていることになる。**

こうした病気を防いで、元気で長く生きようとすれば、やはり老化を防ぎ若返ることだ。そのためには日本人はなぜ若返ったのか、成功要因の分析が必要になる。

骨だけは老け込んでいる日本人

日本人が外国人と比べて若いのなら、両者を比べて何が違うのかを検証しなくてはいけない。お気づきの方も多いと思うが、大きな要因が日本ならではの食生活だ。

第3章で説明したショーシャ博士のアンチエイジングメソッドは、日本人の食生活に重なるところが非常に多い。昭和三〇年代あたりまで、日本人は魚を中心にタンパク質を摂取していたが、明らかに不足していた。肉を摂るようになり栄養状態がよくなっていく時代に、日本人の平均寿命も急速に延びたのである。いま、世界でもトップクラスの健康長寿な国になっているのは、食事内容のよさが寄与していることは間違いない。

しかしながら、日本人はくだらない卑下をしがちだ。つまり海外からきた文物は素晴らしくて、自分たちが作ったものはつまらないものと、心のどこかで思っている節がある。謙虚な国民性と言えなくもないが、せっかく日本に「優れたもの」があっても、やすやすと捨ててしまったりする。

たとえば世界中が日本の初等教育、中等教育を手本にしようとしてきた。経済活動の成功にしても、治安のよさにしても質の高い国民あってのものだ。アメリカもイギリスも、以前の日本のような知識や反復練習を重視する教育に向かったというのに、本家の日本は悪名高いゆとり教育を導入した。「日本はノーベル賞が少ない。独創性がないからだ」という、根拠も論理もない意見まで出てきて、せっかくのいい教育を崩してしまったのだ。

さすがに「これはまずい」ということになって、小学校では二〇一〇年度で名目上は終わったが、九〇年代末に学力で日本を抜かした台湾や韓国にスマホや半導体などの技術で大きな後れをとることになった。自分たちの持っている「優れたもの」を簡単に捨てようとしたことに、どれほどの反省があるのか心許ない。

私は、いまのメタボブームに乗っては同じ轍《てつ》を踏むことになると危惧している。欧米が日本の食生活を真似しようとしているときに、欧米の真似をして肉類を減らそうとしているのだから。多いものだけ騒いで、足りないことの危険性にまったく触れていない。

典型的な例が骨粗鬆症である。日本では、女性の骨粗鬆症が異常と言えるほど多い。お年寄りは腰が曲がるものだと思っているかもしれないが、これは骨粗鬆症のために、骨がもろくなって起こっていることだ。原因はカルシウムの不足である。**日本は欧米に比べると牛乳の摂取量が非常に少ない。血管も皮膚も、その他の臓器もおおむね若い日本人なのに、骨だけが栄養不足のために老け込んでいるわけだ。**

ダイエットはそれを助長しかねない。昔よりも小魚を食べなくなっていることに加え、今後は牛乳やチーズの脂肪分を気にするようなダイエットをしてきた世代が歳を取るわけだから、これから悪影響が顕著になるかもしれない。

せっかく若返っても、腰が曲がって老婆然としていては台無しだ。吉永小百合さんがあの美貌と皮膚の若々しさでありながら、背中や腰が曲がっていたらと想像すると、カルシウム不足のリスクもわかろうというものだ。

欧米では骨粗鬆症は少ないものの、若くして起きる血管の老化、すなわち動脈硬化が多く、心筋梗塞へと進んで寿命を縮めている。これは肉を食べすぎることもさることながら、魚を摂らなさすぎるという点が問題だろう。肉と魚の両方が日常的に食卓にのぼる国は意外に少ない。ヨーロッパではフランス、イタリア、スペインあたりが肉も魚も食べる国だが、いずれも心筋梗塞が少ない。これに対して、イギリスやドイツといったアングロサクソンの国では基本的に肉だけを食べており、概して心筋梗塞が多いのだ。

肉とともにオメガ3（系脂肪酸）の脂肪を含む青魚をよく食べる日本の食卓は、理想的なバランスと言っていい。アンチエイジングを考えるなら、まず自国卑下をやめることだ。

食生活の欧米化は本当にいけないのか

もう一点、検証すべき点がある。昔と比べていまの日本人のほうが若いとすれば、いまの日本人の食生活のほうがアンチエイジングだということになる。

昔のような粗食に帰れと言う人はたくさんいる。しかし昔型の粗食に戻してしまうと、かつての日本人のように老けてしまう。高度経済成長以前の食生活と劇的に変わった点は、明らかに肉や脂肪をたくさん摂るようになったことだ。タンパク質をもっぱら魚から摂るだけではなく、牛・豚・鶏といった動物から摂ることが増えた。

この食生活の欧米化は多大なメリットをもたらした。たとえば日本人の体格である。

欧米人と比べるとたしかに小さいものの、第二次世界大戦前に一六〇㎝ほどだった成年男子の平均身長は、いまでは一七〇㎝を超えている。手足も伸びたし、女性の胸も大きくなった。相対的に顔や頭は小さくなって、スタイルがよくなった。食生活の欧米化は美しさの要因にもなっているのだ。

食生活の欧米化は、日本人をかなり若返らせたと考えられる。深いシワの刻まれた老婆も見かけなくなった。もちろん都市化や就業構造の変化もあるけれども、栄養面の改善は見逃せない。欧米に比べて骨粗鬆症の割合はずっと高いものの、腰の曲がった老人は昭和のころより明らかに減った。これは昔に比べれば牛乳を飲むようになったことが寄与している。

魚に加えて肉をしっかり食べるようになって、日本人の皮膚も若返った。同様に血管も若返っている。昭和四〇年代まで、日本人の死因トップが脳卒中（脳血管疾患）だった。これは肉をほとんど摂っていなかったために、タンパク質不足だったことが大きい。若く健康な人の血管はゴムのように弾性があるのだが、タンパク質が不足している人の血管はもろいのだ。

秋田県では昭和六〇年代まで脳卒中が死因のトップに居座り続けたが、これも食生活の影響が大きい。塩辛い漬け物とご飯が中心で、魚や納豆をわずかに摂るという食事が一般的だったのだ。タンパク質が少なくて塩分が多いのだから、血圧が高いのに、血管の弾性をよくする材料がない。これでは血管が破れて当然ということになってしまう。脳卒中予防の観点からすると最悪だ。実際、当時は一五〇くらいの血圧で脳出血を起こした人は多かったそうだ。

その後、秋田県では減塩運動が進められて脳卒中が減ったため、減塩だけが奏効したように思われがちだが、タンパク質の摂取量が劇的に増えていることが見落とされている。さらに言えば、**タンパク質が不足していたころの秋田県**

は、自殺も目立って多かったのだが、これも減少しているのだ。

理想的な日本の食生活

第2章で、飽食と言われる時代でも日本人は、あまり肉を食べていなかったことを資料とともに示したが、七一ページの表からも明らかなように、魚の摂取量は昭和三〇年代からあまり変わっていない。魚から摂るタンパク質の量は、六〇年前には現在のレベルに達しており、その後、肉の摂取が増えたのだ。このバランスが非常によかった。

日本人の平均寿命が延びた過程は、肉を食べる量が増えていった過程と確実に重なる。食卓に肉が増えていくプロセスにおいて、植物性タンパク質や魚を減らすわけでもなかったから、期せずして世界でもまれに見るバランスのいい食卓を実現したのである。

魚や植物性タンパク質を捨てて、肉をいまの倍も食べていたら問題だが、現在のバランスを維持する限り、食生活の欧米化はメリットが大きかったことになる。

以前、『ザ！ 情報ツウ』という番組にでていたころ、『帰ってきた！ 突撃！隣の晩ごはん』という人気のコーナーがあり、その突撃を行うヨネスケさんにやらせかどうかをきいたところ、「絶対に本当です！」という答えが返ってきた。地方に行けば大家族がまだ残っているし、一品だけではなく、たくさんのおかずが並んでいるのだと力説していた。バラエティ豊かでバランスの取れた日本の食卓は、いまのところは続いている。食べすぎだと勘違いして、不用意にダイエットに走らないことを願いたい。

今後、社会として避けなければならないのは、不景気がこのまま続いて貧富の差が激しくなってきたときに、アメリカのように貧しい人が安くて腹持ちのいいジャンクフード、ファストフードしか食べられなくなってしまうようなことだ。若い男性の収入が不安定だと結婚できない。独身率が高くなって、理想的な食生活から遠ざかってしまう。現に男性の生涯未婚率は二五％を超えている。

毎日、ハンバーガーや牛丼で暮らすことになると、魚や植物性のタンパク質を摂らなくなる。こういう形での欧米化は危険である。

ときどき報じられるネットカフェ難民の生活を見ると、カップ麺などが多く炭水化物と脂肪の多い食生活になっている。ビジネスパーソンであれ非正規雇用者であれ、昼定食やおかずの多い幕の内弁当を食べられるような社会が、維持されなくてはならないだろう。

「平均年齢」の意味

私の知り合いで、老年医学の専門家が面白いことを言っていた。

「高齢者とは六五歳から、などと年齢によって区切るのではなく、年齢の高いほうから一〇%を高齢者と呼ぶようにしたらどうだろう」と言うのである。

高齢者（六五歳以上）が人口の七%を超えたのが一九七〇年ごろである。七

％を超えると高齢化社会と言ったのだが、当時の六五歳はかなり老けていた。いま、上から一〇％だと八〇歳ぐらいだから、年齢分布の比率から言えば、当時の六五歳はいまの八〇歳に匹敵するわけだ。

年齢が上から一〇％ぐらいにいると「自分はもう老人だな」と感じ、その一〇％に入らなければ老人だという意識をあまり持たないと言われる。人間は、自分の年齢が全体の中でどのあたりのグループに入るかで、老化を意識したりしなかったりするらしい。

ということは、日本人が高齢化していく過程で、以前と同じ年齢なら精神的に若くとどまらせる効果があったと言えそうだ。

かつては女性が二五歳で独身だとオールドミスと呼ばれ、三〇歳を過ぎても独身の男性は一人前ではないという圧力がかかっていたが、いまでは二〇代で結婚するとむしろ早いくらいに思われる。これは高学歴化によって、社会に出る年齢が遅くなったという理由もある。しかし、そうした事情や価値観の変化だけでは片付けられないと思う。

つまり、寿命が延びてくると、後にまだまだ余裕がある分だけ気持ちは若くなる。「大人である」「高齢者である」という意識は、年齢構成にも影響されるのだ。

長寿社会、高齢社会と言われるとき、よく登場するのが平均寿命や平均余命である。平均寿命がゼロ歳児の平均余命であることはおわかりだろう。余命とは寿命があと何年残っているか、どれだけ生きられるかを表す数字だ。

年齢構成に関連するのは平均年齢である。その集団を構成する人の年齢を全部足して、人数で割る。だから赤ん坊が多くて、人口ピラミッドが下で広がった三角形の国は平均年齢が若くなる。その国を構成する国民に若い人が多いのか、中高年が多いのかが平均年齢から垣間見えるのだ。

ヨーロッパの国々は軒並み四〇歳を超えているのに対し、アメリカはこの平均年齢が三八・一歳と、かなり若い。平均寿命の短い国は当然のことながら、新興国も非常に若くインドは二八・一歳である。

日本はというと、最新の二〇二二年資料で世界でもトップクラスの四八・六歳。急激に平均寿命が延びたことと、少子化が重なって平均年齢が猛烈な勢いで上がった。一九五〇年の平均年齢は二六歳だから、現在のインド並みだったのである。

当時の二六歳は、十分に大人の自覚を持たなければならなかった。厳密に言えば平均値と中央値は違うけれども、二六歳にもなれば日本人の真ん中ほどなのだから、社会をしっかり担う役割があったのだ。

『サザエさん』の登場人物の年齢設定が、当時を反映している。主人公のサザエさんは二四歳で、息子・タラちゃんを産んだのは二一歳のときらしい。夫のマスオさんは二八歳、いとこのノリスケさんは二四~二六歳、ノリスケさんの妻・タイコさんは二二歳という設定だ。

いまの感覚では二〇代~三〇代前半にはとても思えず、サザエさんが三〇代後半、マスオさんが四〇代でも違和感はない。事実、二〇一五年の国勢調査によると、女性は二五~二九歳の六一・三%、三〇~三四歳で三四・六%が未婚となっている。男性は二五~二九歳で七二・七%、三〇~三四歳で四七・一%

が未婚なのだ。

現代では、小さな子どものいる夫婦が四〇歳前後であることは、少しも珍しくない。この世代がそっくりアラフォーに移行しているとも言え、サザエさん夫婦は日本人の平均年齢あたりと考えると、つじつまが合う。つまり昔の二六歳前後といまのアラフォーが同じくらいに位置するわけだ。

よく実年齢の七掛けが昔の日本人の年齢だと言われる。平均年齢が延びた分、成長が遅くなったからという理由付けがなされているが、いまの五〇歳が昔の三五歳というのも感覚的にうなずける。

なぜなら**人間の心理は相対的なものになりがちだから、全体の年齢が上がってくると、心理的に若返る。**六〇代が八〇代を介護するような老老介護が当たり前の地域では、五〇代は完全に若者だ。それと同じような心理になっている。

青年の延長のような気分なのだから、相応に体を若返らせたいと願うのも当然である。

年齢差別禁止法

日本人は大きく若返っているのに、社会から追い出される年齢は変わっていない。サザエさんのころでさえ、定年は五五歳だった。それから平均年齢は二〇歳近く延び、法律では定年を六五歳にするようになったものの、六〇歳からはもとの待遇ではまずいられない。

だが歳を取っても仕事を持っていたほうが老けないし、高齢者が元気で働いている地域ほど老人医療費も安いことは、第４章で述べたとおりだ。

定年となる年齢を引き上げていくためには、働く人を年齢で差別しないという考え方が大切だ。 これを「年齢差別禁止法」としていち早く成立させたのはアメリカで、一九六七年のことだ。六〇年代のアメリカは差別にきわめてナーバスだった。黒人差別撤廃や女性差別撤廃の声が上がり法制化されていった流れの中で、「年寄りだからといって雇用で差別するな」と法律になったのだった。

人種でも性でも年齢でも差別は許されないアメリカで、唯一禁止されていないのが能力による差別である。同じ会社の中で、能力の高い人間は一〇億円も一〇〇億円ももらい、能力がないと最低賃金で働き、もっとダメならクビになる。これが競争社会の名の下に許容されているわけである。

たとえば入社試験を受けた男女がいて、女性のほうが点数で一、二点勝っていたとする。だが、男のほうが結婚しても辞めないだろうし産休も取らないから、男性を採用しようというのは差別になるから許されない。能力だけで判定するという考え方が根底にある。

同様に年齢差別禁止法では、求人広告に年齢制限はできないし、志望者として七〇歳と二五歳が来て、七〇歳の人のほうが点数で勝っているのに「高齢だから病気になるかもしれない、亡くなるかもしれない、将来能力が落ちていく」からと不採用にしてはならないのである。

ということは、高齢者が能力的に若い人に負けていない限りは仕事のチャンスがある。逆に高齢者が既得権益を使って、自分たちの雇用を確保することもできないわけだ。厳しい社会だと思われるかもしれない。長く働いたのだから、遊んで暮らしたいという人もいるかもしれない。だが、こういう考え方を導入することで、いつまでも若い心と体でいたいと思う人たちも増える。働くことで元気でもいられる。

働ける間は働いてもらって、働けなくなったときにしっかりと支えるセーフティーネットを整備する。メリハリの利いた仕組みにしないと、年金や財政の破綻は目に見えているし、国民はいつまでも老後の不安を抱えたままで暮らさなくてはいけないことになる。

人の安心を買う福祉は安上がり

あまり知られていないことだが、高齢者福祉にかかる予算は高が知れている。

　要介護三以上の高齢者のための特別養護老人ホームは、現在約六二万人の定員に対して入所待ちが二九〜二九・五万人と言われている。ということは、特別養護老人ホームが一〇〇万床あれば、入りたい人の全員が入所できることになる。

　寝たきりになろうが認知症になろうが公の施設が受け入れてくれて、最期まで面倒を見てもらえるということになれば、現在のように「老後のために」と貯金したり、無理して住宅ローンを払い続ける必要がなくなる。

　そのためにどのくらいの金がいるのだろうか。いま、一床分の介護にかかっている公的費用が年間四〇〇万円ほどだから、一〇〇万床で四兆円だ。消費税ベースでいけば一・八％に当たる。つまり、消費税率を一一・八％にすれば賄える。二〇二二年度予算のコロナ予備費が五兆円だから、予算規模として無謀なわけでもない。

　建築コストはといえば、いま六〇万床以上あるわけだから、あと四〇万床を増やせばよい。個室にしてかなり贅沢な建物を造ったとしても一床一〇〇〇万円で、インフラ整備は四兆円程度しかかからない。もちろん土地代は地域によって違うけれども、少子化で廃校になっている小学校が全国にある。

だから消費税ベースで、せいぜい二%上げればできる支出で老後の安心は確保できることになる。

現状で、たとえば親が要介護三以上になって特養待ちということになった場合、ヘルパーさんが来てくれれば、あとは家族で何とかできる人がどれだけいるだろうか。

いわゆる介護離職者だけで年間七万一〇〇〇人もいる。親のそばに誰かついていないとまずい状態になると、たとえば五〇歳前後の子どもが介護のために仕事を辞めているのである。そんな介護離職者をゼロにできるレベル、特養待ちをゼロにまで持っていったとしても、消費税ベースで二%かからない。

ところが年金は、高齢者全員の生活保障が求められるから、一桁大きな金が必要になる。たとえば三六〇〇万人に年間二〇〇万円を保障するとなると、七〇兆円かかるのだ。

元気な間は働いてもらえるかどうかは、財政にとって非常に重大だ。本当に働けなくなったときに必要な福祉、そして本当に国民が安心できる福祉に必要な金額はそれほど極端でもない。国民医療費は二〇一九年度で四四・三兆円なのだから。福祉は金がかかるように思われているけれども、人の安心を買う福祉は意外に安いのだ。

昭和四〇年代～五〇年代前半、美濃部亮吉東京都知事は、老人医療費の無料化などのバラマキによって厳しい財政難を招いたと批判される。しかし美濃部都政で初めて単年度赤字になったのは、オイルショックの一九七三（昭和四八）年だ。それまで東京都は税収が潤沢だったから充実した福祉を実現できた。オイルショックで赤字になったにもかかわらず、福祉に使いすぎたことが叩かれたのだ。

本当に働けなくなったときの、セーフティネットとしての福祉は絶対に必要だ。それと同時に、元気な高齢者がちゃんと働ける状況を作らなくてはいけない。たしかに働き続けるほうが、医療費にも寿命にもいい。財政にも大きく寄与する。

年齢差別禁止法のような高齢者が働きやすくする制度と、いつまで働き続けるのか、年金をいつからどう払うかといった議論をセットにして、バランスを取ることを考えるべきだろう。

消費者としての生涯現役

働く人、生産者としての生涯現役でいたほうがいいと同時に、消費者として生涯現役であることも非常に大切だ。隠居してしまってお金を使わなくなった途端に、資本主義の枠組みから外れることも第4章で指摘した通りだ。「お客」と思われている限りはおじいちゃん、おばあちゃんでもなくて、若い世代と等しく「お客さまは神さまです」なのである。

これは店頭での扱われ方だけではない。「この人は物を買ってくれる」と世間が思う世代まで、商品開発が進むわけだし、広告も打たれる。民放テレビでも視聴者として認められて、番組が作られる。これまで六五歳を過ぎたらモノを買う世代ではないと思われていたから、この年代に向けての番組は真剣に作られなかった。

「夕方の時代劇の再放送がいちばん楽しみ」と思い込んでいるテレビ局は恥じ入らないといけない。サラリーマンが定年を迎えて高齢者になる時代には、彼らの趣向も変わっているし、彼らは宵っ張りになっている。広告主たちがテレビに金を出さなくなってきているのは、そのばかばかしさに気づいたという理由もあると思う。

若い人はネットを使えるが、中高年とくに五〇代後半以降になると、テレビを通じてモノを買う可能性が高い。今はそれが六〇代以降になっているかもしれない。そんな人たち向けの商品を開発して、テレビで売るという通販番組はきわめて賢いやり方だ。健康系のテレビショッピングは、まさにその手法をフルに利用している。

モノやサービスを買い続けること、お金を使い続けることで存在感をアピールできるし、自己愛も満たされる。社会への参加度も維持されて、存在を尊重される立場でいつづけることができるのだ。

自分が死ぬころには子どもが六〇歳になると考えたら、子どもにお金を残すことを考えるよりは、自分で使って老化予防をしたほうがよい。

こうしたことに関しては、多少なりとも仕組みが充実しつつある。まだまだ普及していないけれども、リバースモゲージはその一例だ。たとえば自宅の価値が五〇〇〇万円だったとすると、三〇〇〇万円くらいを銀行が貸してくれる。一度に現金で借りるのではなく、二〇年間にわたって毎年一五〇万円ずつというように年金感覚で受け取る。

途中で死亡した場合は、家を売却して受け取った分だけ差し引いて相続できるし、もし二〇年以上長生きした場合は、そのまま住み続けられるけれども一五〇万円が多少減る。

担保価値が不安定だったことや、家を子孫に残したいという価値観の壁から広がっていないシステムだが、「残さないで使う」ための合理的な仕組みが準備されている。

高度成長期とバブルの意義

ＧＮＰが世界二位になった昭和四三年、このころのサラリーマンの働きぶりは、「モーレツ」と持てはやされもしたし批判もされた。中高年サラリーマンは遊びどころではなかった。マージャンも銀座で飲むのもゴルフも、仕事の一環とされた。海外から「働き蜂」と揶揄されたのもこのころだ。仕事ではあったけれども、マージャンもお酒もゴルフも覚えることができたのだ。

そんな高度経済成長期に、高齢者向きのスポーツとして全国で盛んになったのがゲートボールだった。このころの高齢者は明治生まれだから、遊びを知らない。それだけにゲートボールは楽しかったのだろう。日本中で爆発的に流行した。

昭和三七年の大ヒット映画『ニッポン無責任時代』では、植木等が接待ゴルフをしているから、昭和一桁生まれの人からはゴルフがサラリーマンの必修になっていく。最近は以前ほど、高齢者にゲートボールが流行らない。おそらくこれは、ゴルフの楽しさを知っている世代は、歳を取ってもゲートボールに興味を示さないからだろう。

また、いまの六〇代、七〇代にはテニスが趣味という人が比較的多い。上皇陛下と上皇后・美智子さまのエピソードから、ご成婚のころにブームとなった。美智子さまと同年代では、テニスができるのは限られた人たちだったが、それより一〇歳くらい若い人からは一般にも広まってきたのだ。

高度経済成長のおかげで、日本人は遊びを知った。当時は趣味や娯楽にうつつを抜かすわけにはいかなかったが、それ以前の日本人とは違ってきたわけだ。

さらにバブル期には輪をかけるように、お金を使って遊ぶ楽しさを知った。この遊びに興じることを知ったのも、日本人を若返らせたのだと思う。バブルを経験している人はお金を使った経験があるから、最近の経済停滞した時代しか知らない人に比べて、お金を使うことに抵抗がない。これは感情の老化予防や、自己愛が満たされることで免疫機能にいい影響を与えるから、近い将来、若返りに効いてくるはずだ。

遊びといえば、銀座などのクラブで遊ぶのが楽しみという人もいるだろう。この場合も、禿げて太ったおじさんがホステスの膝に手を乗せているような図は、昔から格好悪いとされて、少しでもダンディになろうとしてきたわけだ。さまざまな意味で、若返ろうとする大きなインセンティブになったはずである。

バブル期以降、中高年にも若者と恋愛の可能性が生まれた

もっと言えば、バブル期のころから不倫にも精神的なハードルが低くなってきた。それ以前なら、会社の上司が若いＯＬに手を出すのは犯罪のように思われていた。なかったわけではないが、表には出さないものだった。

ところがバブルのころ、金融や証券関係の羽振りのいいサラリーマンたちは

三〇代、四〇代でも女子大生とつきあうようになったのだ。その少し前、私たちが学生だったころは、女子大生がわざわざ中年男性とつきあうようなことはまずなかった。それが源流になったのか、一九九〇年代は援助交際が流行って、セックスを切り売りする女子高生まで現れたのだった。

性のモラルが崩壊したことや、その是非を語ろうとしているのではない。

中年のおじさんでも若い女性にモテる、つきあって不思議はないという文化が生まれたのは一九八〇年代後半のバブル期だった。島耕作シリーズが「課長島耕作」として連載が始まったのが一九八三年だ。課長時代の彼は三〇代の設定だったが、実に女性にモテている。バブルのころからは部下の女性が恋人になっていたのも、時代を的確に捉えていた。

この、中年男性が若い女性とつきあいうるという文化も、かなり若返りに寄与していると思う。そしてアラフォー、アラフィフの中年女性が、若くてきれいな男の子にモテるかもしれない、モテてもいいんだと思える時代である。若返りには、こうした時代背景も要因として大きい。

ちょっと前の話になるが、「ちょいワルおやじ」を標榜した『ＬＥＯＮ』という雑誌がずいぶん評判になった。これなども若い女性が中年男性など絶対に相手にしないという時代であれば、誰も読まなかったはずだ。人間は、絶対に手に入らないことには憧れない。「可能性があるかも」と思えるからヒットしたのである。

教育心理学の実験なら、テストで六〇点を取ってきた子どもに「一〇〇点取ったら、夏休みにヨーロッパ旅行に連れていってやる」と言ってハッパをかけるのと、「六五点取ったら、今度ゲームを買ってやる」と約束するのとでは、多くの子どもは目標に六五点を選ぶ。

人間は、到達可能な目的に向かってしか頑張らないからだ。

だからいま、健康情報に血眼になったり、メタボ対策に飛びついたりするのも「やればなんとかなりそうだ」という気がしているからだろう。ボトックスでシワがきれいに消えると知ると「それが可能なのだからシワを取りたい」となるし、勃起障害に悩む人がバイアグラの評判を聞くと「ぜひ試したい」となる。

医学や技術の進歩で若返りに実現可能性が高まっているのだから、実践する価値はあるし頑張ってみてはどうだろう。

老化予防の手本は医者より、若々しい人

野球がうまくなりたい人は、やはり野球がうまかった人に習う。サッカーでもスキーでも、うまい人から習うのが当たり前だ。競技のプロとは限らなくても、基本的にそのスポーツの経験者で、手本が示せて教えるのもうまい人がコーチになる。

トレーナーの人に怪我しない方法を教えてもらうのも悪くはないが、それだけで野球やサッカー、スキーなどのスポーツがうまくなるわけではない。

では老化予防であれ健康長寿の方法は誰に教われぱいいかというと、それは医者ではない。この本で私は、医者の立場でアンチエイジングについて述べて

きたわけだが、残念ながらほとんどの医者は、老化予防であれ健康長寿であれコーチになれないのだ。

病気を治したり、「このままではこんな病気になるよ」とは言ってくれるかもしれないが、だからといってアンチエイジングや長寿のための若返り法は教えてくれないし、効果があるとわかっている方法があったとしても処方してくれない。予防医学には保険が利かないこともあって、ほとんどの医者がこうしたことに熱心ではない。

そもそも「病気ではない」ことと、「幸せに生きる」ことや「健康で若々しい」ことは別である。つまり病気ではない人とは、マイナス要因がない状態だが、若々しいとか幸せとはプラス要因を備えて上のランクにいる状態を意味する。

マイナスを埋める治療と、上のランクに上げる方法とは違う。医学はマイナスを埋めることばかりに熱心だから、健康を語っても「べからず集」になってしまう。ゼロの地平にいる人を、プラスして上のランクに行かせるには、「これは勧められる」「あんなことがいい」と指導するべきなのだ。

予防医学に不熱心なだけではなく、医者だからといって老化予防や健康長寿について造詣が深いわけでもない。とくに大学の医学部の教授は若々しくもないし、歳を取ってから健康だというわけでもない。

それでも開業医たちは七〇歳、八〇歳でも自分が医者を続けられるうちは続け、弱ってきたら辞めるわけだから、いつまでも若いし、いつまでも遊んでいたりする。ところが、大学の医者は若々しい人が本当に少ない。感情の老化が甚だしくて、五〇歳あたりで教授になった途端、ものすごく保守的になってしまう人が多いのだ。

新しい考えを受け入れようとしないで、下に威張る。そういう世界だから慶應義塾大学の亡くなった近藤誠先生が「乳ガン患者の乳房を全部切除する必要はない。部分切除にして放射線を当てたほうがいい」と報告しても、学界がずっと認めず、その治療法が普及するまで一五年もかかるようなことが起きる。

糖尿病の治療でも、大規模調査で血糖値を厳格にコントロールしないほうがいいという結果が出ているのに、ほとんど変わろうとしない。頭が固いことこのうえないのが日本の大学の医者であり、医学の世界である。

五〇歳やそこらで老害になってしまうわけだから、定年になるころにはみんなから「ああ、辞めてくれてよかった」と思われるような人が圧倒的に多い。「この人は残ってくれればいいのに」と惜しまれる人は例外である。日本では、大学教授は過去の業績で就く上がりのポストなのだ。

他方、海外では将来性を買われて三〇代で教授になることも珍しくない。通常、教授になるとブランド力がつくわけだから、研究のスポンサー集めがしやすくなる。准教授や助教は、教授から回ってくる研究費で研究を進めなくてはいけないが、教授になれば、自分でいろんな企業からお金を集めて存分に研究できる。研究者にとって、これは非常に大きな魅力だ。それゆえに教授のポストが欲しいわけで、研究のスタートラインになっているのだ。

医者という種族の平均寿命は一般人よりも短い。激務であることは確かだが、とくに大学の医学部の教授は、運よく大病院の院長にでもなれない限り、リタイアしたらそれで終わりという人も多い。生涯現役とは言い難い。

　ではどういう人を手本にすればいいかというと、年齢を感じさせない若々しい人だ。

　とはいえ、「酒もタバコもやり続けて長生きしている人がいるから自分も」と真似するのとはもちろん違う。一人だけ見ては例外も多いし、何が若々しさに寄与しているのかわからない。

　たとえば自分から見て、若くて元気な八〇代を数多くリストアップして、この人たちの共通点は何だろうと考える。おそらくそんな人たちの生活習慣が、アンチエイジングにより近い。そうすると「作家の先生とかって、銀座で遊んでる人のほうが若いんだ」などという発見があるかもしれない。「やはり長寿村ではみんな働いている」と再確認することになるかもしれない。

　健康常識や長寿常識を鵜呑みにせずに、「待てよ」と疑いつつ、自分なりに確かめてよさそうなものを実践する。それがアンチエイジングの本質だと思う。

あとがき　～文庫版に寄せて～

本書は二〇一一年二月に出された新書を加筆して文庫化したものである。

私にとって、老化予防の一つの結論をまとめたもので、今もって、ほとんどの自分の考え方は変わっていない。そして、その実践を重ねているおかげか、外見も体力もそれほど老化を感じない。

最近になって、私の老化予防の本や高齢者の生き方の本がベストセラーになっていて、そのおかげで月に六冊も本を出すような月が続いているが、その忙しさにも耐えることができているし、歩くのも意外に速い。

ただ、検査データ上は、この本を出したころと違って、とても健康とは言えない。

血圧が二〇〇を超えるのを五年ほど放っておいたが、友人が開業したクリニックで心臓ドックを受けたら、心肥大が指摘され、血圧を下げないと、もっと心筋が分厚くなって心不全になると脅された。

さすがにまずいと思って、血圧を正常まで下げたら、動脈硬化が進んで血管の壁が分厚くなっているためか、頭がフラフラするし、だるい。

そこで正常より高めで（一七〇くらいで）コントロールすることにしたら調子がいい。

三年ほど前にやたらに喉が渇くので調べてもらったら、血糖値が六六〇もあった。

本書でも書いたように、私はインスリンを使うのが嫌だったので、歩くこととスクワットで二〇〇～三〇〇でコントロールしているが、比較的調子がいい。

やはり高めのほうが脳の働きはいいようだ。

コレステロール値は三〇〇程度、中性脂肪は一〇〇〇を超えることがあるが、体調がいいから放っておいている。

ただ、血圧を一七〇でコントロールしている罰があたったようで、ある日、胸がヒューヒューいう。知り合いの病院に行くと本当なら入院が必要なレベルの心不全と診断された。

これで私も歩くと息がきれるようになり、かなり行動範囲が狭まる生活が始まるのだとガッカリしていたのだが、利尿剤を飲むと、症状が簡単に治まった。おしっこはものすごく近くなったが、今でも青信号をみるとダッシュする生活は続いている。

自分がいろいろと持病を抱えるようになって痛感したことは、検査数値を無視していてもなんとかなるということと、血圧や血糖値を高くたもっているほうが、体調はいいし、老化も防げているということだ。

ということで、本書で書いてきたことがそう間違っていないと実感したので、この文庫化にはとても喜んでいる。

もちろん、元気ではあるが、血圧が一七〇、朝の血糖値が二〇〇〜三〇〇（HbA1cが9くらい）の生活を続けていると長生きはできないかもしれない。あるいは、糖尿病の合併症で網膜がおかしくなって目が見えなくなってきたり、腎臓が悪くなって透析ということになるのかもしれない。

三カ月に一度腎機能のチェック、六カ月に一度眼底のチェックをしているが、糖尿病がわかって三年になるが、ともにほとんど悪くなっていない。

そもそも、血圧を下げろとか血糖値を下げろとか医者は言うが、血圧や血糖値を治療した群としない群を比較して長期にフォローした大規模調査が日本にはない。本当にそのほうが長生きできるかはわからないのだ。

だから、私は自分を使って人体実験をやっているわけだ。

一〇年後、二〇年後、私が若々しくて元気なら、本書の正しさが証明されると思っているが、少なくとも日本の医者たちの健康常識のほとんどにエビデンス（根拠）がないのは確かだ。

確かにアメリカのデータはある。欧米のいくつかの国でのデータはある。

しかし、本書で書いたように、彼らと私たちは食生活が全く違う。

それ以上に重要なのは、彼らの国々の多くは心筋梗塞を始めとする心疾患が死因のトップなのに、日本はガンで死ぬ国だということだ。ガンで死ぬ人が心筋梗塞で死ぬ人の一二倍近くもいるのだ。

ガンの予防のためにはＮＫ細胞をはじめとする免疫機能を高めることが肝要だ。

そして、がまんのストレスは確実にＮＫ細胞の活性をさげる。

だからあえていいたい。がまんするから老化するだけでなく、がまんするからガンのリスクを高めて死期を早めるということを。

二〇二二年十一月三日

和田秀樹

著者紹介
和田秀樹（わだ　ひでき）
1960年、大阪府生まれ。東京大学医学部卒業。精神科医。東京大学医学部附属病院精神神経科助手、米国カール・メニンガー精神医学校国際フェローを経て、現在、ルネクリニック東京院院長。高齢者専門の精神科医として、35年近くにわたり高齢者医療の現場に携わっている。主な著書に、『70代で死ぬ人、80代でも元気な人』（マガジンハウス新書）、『80歳の壁』（幻冬舎新書）、『70歳が老化の分かれ道』（詩想社新書）、『老いの品格』『「損」を恐れるから失敗する』（以上、PHP新書）などがある。

ＰＨＰ文庫　［新版］「がまん」するから老化する

2022年12月16日　第1版第1刷
2023年 2月15日　第1版第2刷

著　者　和田秀樹
発行者　永田貴之
発行所　株式会社ＰＨＰ研究所
東京本部　〒135-8137 江東区豊洲5-6-52
ビジネス・教養出版部　☎03-3520-9617(編集)
普及部　☎03-3520-9630(販売)
京都本部　〒601-8411 京都市南区西九条北ノ内町11
PHP INTERFACE　https://www.php.co.jp/
組　版　有限会社エヴリ・シンク
印刷所　図書印刷株式会社
製本所

ISBN978-4-569-90271-5